EDITION **Leid**faden

Hrsg. von Monika Müller, Petra Rechenberg, Katharina Kautzsch, Michael Clausing

Die Buchreihe »Edition Leidfaden – Begleiten bei Krisen, Leid, Trauer« bietet Grundlagen zu wichtigen Einzelthemen und Fragestellungen für Tätige in der Begleitung, Beratung und Therapie von Menschen in Krisen, Leid und Trauer. Die Edition ist hervorgegangen aus dem Programmschwerpunkt »Trauerbegleitung« bei Vandenhoeck & Ruprecht, in dessen Zentrum seit 2012 die Zeitschrift »Leidfaden – Fachmagazin für Krisen, Leid, Trauer« steht.

Peter Bremicker

# Wenn Liebesbeziehungen zu Ende gehen

## Trennungsprozesse identitätsstärkend begleiten

VANDENHOECK & RUPRECHT

Bibliografische Information der Deutschen Nationalbibliothek:
Die Deutsche Nationalbibliothek verzeichnet diese Publikation in der Deutschen Nationalbibliografie; detaillierte bibliografische Daten sind im Internet über https://dnb.de abrufbar.



Umschlagabbildung: Peter Bremicker, *On their way*

Satz: SchwabScantechnik, Göttingen
Druck und Bindung: ⊕ Hubert & Co, Göttingen
Printed in the EU

**Vandenhoeck & Ruprecht Verlage | www.vandenhoeck-ruprecht-verlage.com**

ISSN 2198-2856
ISBN 978-3-525-40031-9

# Inhalt

# Vorwort

> Wenn du dich für einen Partner entscheidest,
> entscheidest du dich unbewusst auch für
> eine dir unbekannte Geschichte – und oft wirst du dabei für
> ein Stück eingestellt, für das du nicht vorgesprochen hast.

Die Kunst des Loslassens und Trennens ist eine Fähigkeit, die in unserer heutigen Zeit von immer größerer Bedeutung ist. Egal, ob wir uns von einem langjährigen Job, einer Beziehung, einem Lebensstil oder einer Gewohnheit trennen müssen, es erfordert nicht nur Mut, sondern auch eine bewusste Auseinandersetzung mit unserer Identität. Wie wir uns von etwas trennen, sagt viel darüber aus, wer wir sind und wie wir unser Leben gestalten. Dieses Buch widmet sich genau dieser essenziellen Thematik. Es richtet sich an professionelle Fachkräfte und Ehrenamtliche, die Menschen auf ihrem Weg des Loslassens begleiten möchten: sei es als Therapeutinnen und Therapeuten, Beratende, Coaches oder in ehrenamtlichen Organisationen. Es bietet eine umfassende Perspektive auf Trennungsprozesse und zeigt auf, wie diese als Möglichkeiten zur Identitätsstärkung genutzt werden können.

Trennungen sind nicht nur Endpunkte, sondern auch Anfänge. Sie bieten die Chance zur Neuausrichtung und persönlichen Weiterentwicklung. Dieses Buch lädt Sie ein, diese Chancen zu erkennen und zu nutzen, sei es in Ihrer professionellen Arbeit oder in Ihrem eigenen Leben.

In den folgenden Kapiteln werden Sie eine Fülle von Einsichten, Techniken und Fallbeispielen finden, die Ihnen helfen sollen, Trennungsprozesse auf eine Weise zu gestalten, die die individuelle Identität stärkt. Ich werde auf die psychologischen Aspekte von Trennungen eingehen, die Rolle von Emotionen und Selbstreflexion beleuchten und bewährte Methoden für die Unterstützung von Menschen in Trennungssituationen vorstellen.

Dieses Buch ist das Ergebnis von umfangreicher Auseinandersetzung mit Trennungsprozessen sowie viel praktischer und eigener Erfahrung. Ich hoffe, dass es Ihnen wertvolle Einblicke und Werkzeuge bietet, um Menschen auf ihrem Weg des Loslassens zu begleiten und ihnen zu helfen, gestärkt und mit einer klareren Identität aus diesen Prozessen hervorzugehen.

Ich danke Ihnen, dass Sie sich für dieses Buch entschieden haben, und hoffe, dass es Ihre Arbeit bereichert und Sie in Ihrer Rolle als Unterstützende und Begleitende in Trennungsprozessen stärkt. Möge es Ihnen dabei helfen, die Kunst des Trennens zu meistern und die Identität Ihrer Klientinnen und Klienten und Ihrer selbst auf inspirierende Weise zu stärken.

Die in diesem Buch genannten Praxisfälle und Beispiele sind verfremdet, indem Namen und Details geändert wurden, um die Privatsphäre der Paare zu schützen. Trotz der Anpassungen beinhalten diese Beispiele dennoch die relevanten Inhalte, die ich vermitteln möchte.

*Peter Bremicker*

# 1 Einführung

## 1.1 Warum sich Paare trennen – eine Bestandsaufnahme

Die Buchhandlungen in Deutschland sind voll von Ratgebern, die eine glückliche und leidenschaftliche Zweierbeziehung versprechen. Die Inhalte setzen darauf, an sich und mit dem Liebespartner zu arbeiten, die Partnerschaft zu vertiefen und das Liebes- und Lustempfinden zu steigern. Sie entsprechen dem aktuellen, stark westlichen Trend, sein Leben in allen Lebensbereichen zu optimieren. Ist Liebe herstellbar? Vermutlich nicht, dennoch, so lassen die Ratgeber vermuten, lässt sie sich heute auf vielfache Art und Weise gestalten.

In der sich seit mehreren Jahrzehnten durchsetzenden neuen »Liebesordnung« werden Singles Partnerwahl, Rahmen und Dauerhaftigkeit der Liebe nicht mehr von der Familie, dem Staat oder christlicher Tradition vorgeschrieben, sondern es liegt an jedem selbst, seine Liebesform zu entwickeln und zu gestalten. Ich selbst konstruiere mein Liebesglück. Dabei gehe ich nicht davon aus, dass dies bewusst geschieht, vielmehr ist es vermutlich ein vorbewusster Prozess mit vielfältigen Optionen. In diesen Optionen wird eben auch das Scheitern einer Zweierbeziehung als Möglichkeit in Kauf genommen, wohl mit der Hoffnung verbunden, dass da noch etwas Besseres auf dem Markt der Möglichkeiten zu finden sei.

Gleichzeitig ist das Scheitern einer Beziehung ein komplexer und sehr individueller Prozess. In Zeiten serieller Monogamie hat die Trennung unverheirateter Paare in den letzten Jahrzehnten im Generationenvergleich zugenommen. In einer Befragung aus dem Jahr 2002 gaben dreißigjährige Befragte an, bereits mehr feste Beziehungen und damit auch mehr Trennungen erlebt zu haben als die Sechzigjährigen in ihrem ganzen bisherigen Leben. Trennung ist ebenso wie eine Liebesbindung zu einem Massenphänomen geworden. Sie ist über die vergangenen Jahrzehnte viel selbstverständlicher geworden und hat sich sozusagen emanzipiert und etabliert.

Die Gründe für eine Trennung in einer Zweierbeziehung sind sehr facettenreich und oft multifaktoriell. Warum Paare sich finden und binden, hat unter anderem die Online-Partnervermittlung »Elitepartner« in einer 2015 veröffentlichten Studie herausgearbeitet. Die Befragten antworteten auf die Frage, was ihnen in der Liebe wichtig ist: sich unterstützen, gemeinsam durch Krisen gehen (92 %), gegenseitige Treue (88 %), Dauerhaftigkeit (83 %), intellektueller Austausch (80 %), nicht allein sein (75 %), Erotik (69 %), eine Familie gründen (60 %), viele romantische Momente erleben (60 %). Sexuelle Erfahrungen und Vielfalt (43 %) ist in der Umfrage abgeschlagen, ebenso wie finanzielle Sicherheit und Versorgung (42 %).

Und wann und aus welchem Grund gehen Paare nun auseinander? Der größte Anteil trennt sich nicht erst im verflixten siebten Jahr, sondern schon viel früher. In der Studie »How couples meet and stay together« (Wie Paare sich treffen und zusammenbleiben) erforschte der Soziologe Michael J. Rosenfeld 2017 bei US-amerikanischen Paaren, wie deren Beziehungen verliefen. Dazu verfolgte er über 3000 Beziehungen von hetero- und homosexuellen Paaren im Zeitraum von 2009 bis 2017. Rosenfeld fand heraus: Viele Partnerschaften schaffen es gar nicht erst bis zum gefürchteten siebten Beziehungsjahr. Der kritische Zeitpunkt zeigte sich bereits viel früher. Der Studie zufolge war nämlich bereits das erste Beziehungsjahr das wahrscheinlichste für eine Trennung. Ganze 60 Prozent der beobachteten Paare trennten sich schon nach weniger als zwölf Monaten. Bei Langzeitpaaren machte Rosenfeld dagegen eine andere interessante Beobachtung: Bei unverheirateten Paaren sank das Trennungsrisiko mit jedem Beziehungsjahr um zehn Prozent. Im siebten Beziehungsjahr wäre das Trennungsrisiko damit deutlich kleiner als noch zu Beginn der Beziehung.

Doch wie sieht es bei verheirateten Paaren aus? Nach Angaben des Statistischen Bundesamts hielten deutsche Ehen im Jahr 2021 im Schnitt 14 Jahre und sechs Monate. Seit 2012 werden jährlich immer weniger Ehen beendet. Im Jahr 2021 hatte die Zahl der Ehescheidungen gegenüber dem Vorjahr um 0,7 Prozentpunkte abgenommen. Allerdings wurde 2021 so wenig geheiratet wie noch nie zuvor in der Geschichte der Bundesrepublik. Insgesamt heirateten im zweiten Jahr der Pandemie 4,2 Prozent weniger Paare als noch im Jahr davor.

Die Familiensoziologie und Demografie hat sich in den 1990er und 2000er Jahren verstärkt mit der Frage nach Trennungsgründen auseinandergesetzt, so zum Beispiel die Mannheimer Trennungsstudie (Koppetsch, Eckert u. Bub, 2019). Die bisherige Ursachenforschung hat drei Schwerpunkte ausgemacht:

- Modernisierungs- und Individualisierungsprozesse haben biografische Wahlmöglichkeiten geschaffen und dadurch die Möglichkeit eröffnet, Entscheidungen – auch die zu einer Ehe, »bis dass der Tod uns scheidet« – revidierbar zu machen. Hinzu kommt die Entwicklung, dass Frauen häufig durch bessere Bildungs- und Berufsperspektiven ökonomische Unabhängigkeit erreicht haben. Sie formulieren ihre Ansprüche an eine Partnerschaft viel selbstbewusster und vehementer und sind auch bereit, Beziehungen, die für sie nicht befriedigend verlaufen, aufzugeben und sich zu trennen. In diesem Forschungsstrang wird auch deutlich, dass sich die Ansprüche an Partnerschaft und Beziehung verändert haben.

Lag in den 1950er, 1960er, 1970er Jahren der Fokus eher auf der Befriedigung ökonomischer Bedürfnisse, ist später die Befriedigung emotionaler Bedürfnisse in den Vordergrund gerückt. Dieser Forschungsbereich erklärt die trennungserleichternden veränderten Rahmenbedingungen, gleichzeitig gibt er keine konkrete Antwort darauf, wie es zu einer Verschlechterung der Beziehungs- und Partnerschaftsqualität kommt und warum man sich wirklich trennt.

- Studien zu soziodemografischen Scheidungsrisiken sind ein weiteres Gebiet in der Forschung. Es wird dort unter anderem davon ausgegangen, dass das Scheidungsrisiko »vererbt« wird: Kinder, die eine Scheidung miterlebt haben, haben ein höheres Risiko, selbst eine Scheidung zu durchleben. Die Möglichkeit einer Trennung erhöht sich signifikant, wenn folgende Aspekte eine Rolle spielen: niedriges Heiratsalter, Fehlen einer christlichen/kirchlichen Bindung, Kinderlosigkeit, Leben in Großstädten oder städtischen Regionen, Erwerbstätigkeit der Frau, ein im Vergleich zum Mann höheres Alter, höherer Bildungsstand oder höheres Einkommen der Frau.
- Der dritte Bereich in der Forschung fokussiert Defizite und holt im Hinblick auf die Trennungsmotive die Perspektive der Akteure in den Mittelpunkt. Unter anderem gibt es zwischen den beiden Akteuren zwei Rollen: Derjenige, der sich trennt, nennt in der Regel mehr Gründe für das Scheitern der Beziehung als derjenige, der verlassen wird. Außerdem gibt es Unterschiede bezüglich des Geschlechts, der Schicht und der Bildung. In heterosexuellen Partnerschaften in Verbindung mit einem höheren Bildungsgrad spielen für Frauen Themen wie Persönlichkeits-, Kommunikations- und emotionale Probleme eine Rolle für die Entscheidung zu einer Trennung. Männer sind eher fokussiert auf beziehungsexterne Aspekte, wie etwa beruflicher Stress, oder auf die Verhaltensebene.

Viele, die verlassen werden, können sich die Trennung trotz alledem nicht erklären.

Und bei genauerer Betrachtung sagt das weniger über die Vergangenheit einer Beziehung aus, sondern die durchgeführten Interviews und Studien folgen spezifischen gegenwärtigen Bedürfnissen der Betroffenen.

Die Trennung von Paaren ist ein komplexes und oft schmerzhaftes Ereignis, das sowohl emotionale als auch praktische Herausforderungen mit sich bringt. Paare trennen sich aus verschiedenen Gründen – zum Beispiel Unvereinbarkeiten, Kommunikationsprobleme oder Vertrauensbrüche. Gleichzeitig ruft eine Trennung eine Vielzahl von Emotionen hervor, etwa Trauer, Wut, Verwirrung und Angst. Es ist wichtig, dass beide Partner während einer Trennung Unterstützung erhalten, sei es von Freunden, Familie oder therapeutischen Fachkräften. Die Verarbeitung der Emotionen und der Umgang mit ihnen ist ein wichtiger Schritt, um den Heilungsprozess zu beginnen. Neben den emotionalen Aspekten gibt es auch praktische Dinge, die bei einer Trennung zu berücksichtigen sind: die Aufteilung des gemeinsamen Eigentums, die Regelung des Sorgerechts für Kinder oder die finanzielle Neuregelung. In einigen Fällen kann es durchaus hilfreich sein, rechtlichen Rat einzuholen, um sicherzustellen, dass alle rechtlichen Aspekte ordnungsgemäß behandelt werden.

Während des Trennungsprozesses ist es für beide Partner bedeutsam, auf die Selbstfürsorge zu achten: sich Zeit für sich selbst zu nehmen, um sich zu erholen und wiederzufinden, oder Unterstützung von anderen in Anspruch zu nehmen, um mit den Herausforderungen umzugehen. Selbstreflexion und persönliches Wachstum können während dieser Zeit von großer Bedeutung sein. Abschließend ist es wichtig, zu betonen, dass die Trennung von Paaren meist ein schmerzhafter Prozess ist, der Zeit und Geduld erfordert. Um diesen Übergang so gut wie möglich zu gestalten, ist es erstrebenswert, sich selbst und den Partner mit Respekt und Mitgefühl zu behandeln. Mit einer guten Unterstützung und der Bereitschaft, aus der Erfahrung zu lernen, kann eine Trennung letztendlich zu persönlichem Wachstum und einer neuen Chance auf Glück führen. Denn im Trennungsprozess und in der gemachten Beziehungserfahrung stecken eine Menge Ressourcen und Potenzial für das persönliche Wachstum und schließlich die eigene Resilienzentwicklung.

## 1.2 Das Leben – eine Aneinanderreihung von Trennungen

»In jeder Trennung liegt ein Keim von Wahnsinn,
man muss sich hüten, ihn nachdenklich auszubrüten und zu pflegen.«
(Goethe: Maximen und Reflexionen, 1833/2013)

Im Laufe meiner zwanzigjährigen Arbeit als Theologe, Supervisor, Transaktionsanalytiker und Berater ist eines der Hauptthemen meiner Klientinnen und Klienten die Auseinandersetzung mit Trennung und Abschied gewesen. Der Erfahrung ausgesetzt zu sein, dass die Partnerin oder der Partner geht, verlangt viel von einem selbst. Manche Trennungen in Zweierbeziehungen kommen aus heiterem Himmel, viele bahnen sich über einen längeren Zeitraum an. In der Begleitung durch solche Prozesse erlebe ich, wie unterschiedlich Menschen mit diesem Prozedere umgehen, und erhalte Aufschluss darüber, wie der Klient grundsätzlich mit Trennungserfahrungen in seinem Leben umgegangen ist. Dabei gehe ich davon aus, dass jeder unbewusst eine ganz eigene Trennungsbiografie geschrieben hat. Diese erzählt mir eine Geschichte über Abschiede, Einsamkeit, Isolation, Schweigen, Wut, Enttäuschung, Schmerz und über manchen Neuanfang.

In der Transaktionsanalyse betten wir die Trennungsbiografie in die Skriptanalyse ein und begreifen diese als einen Teil des Lebensskripts. Dieses ist das Bild, das sich ein Mensch bereits als Kind von seinem Leben gemacht hat und ebenso davon, wie er selbst als Mensch ist und wie die anderen Menschen um ihn herum sind. Ich gehe davon aus, dass Trennungen Kristallisationspunkte im Leben sind, an denen wir mit unseren biografischen Skriptbotschaften und Glaubenssätzen über uns, die anderen und die Welt konfrontiert werden. Diese Kristallisationspunkte führen zum Ursprung dessen, was uns in den frühen Kontakt- und Beziehungsabbrüchen begegnete.

## 1.3 Einblicke in meine Trennungsbiografie

Trennungen, Beziehungs- und Kontaktabbrüche verlaufen sehr individuell. Die Gründe dafür liegen oft in unserer Vergangenheit; darin, welche Erfahrung wir mit Bindungen zu anderen Menschen gemacht haben. Wie viel Vertrauen haben wir in Beziehungen zu den Eltern, zu Freunden im Kindesalter erlebt? Letztendlich ist Trennung ein individueller Prozess, der nicht schablonenhaft bei jedem Menschen gleich abläuft. Es kann sich wie eine Wiedergeburt anfühlen, durch den Schmerz der Trennung zu gehen, oder aber ich kann stecken bleiben in meinem Trennungsschmerz, einfrieren und im ungünstigsten Fall eine Depression entwickeln.

Wir alle haben eine mehr oder weniger bewusste Trennungsbiografie. Sobald wir als neugeborener Säugling in diese Welt treten, werden wir das erste Mal getrennt. Dies ist ein natürlicher und organischer Prozess, der dazu dient, erste unabhängige Schritte in das eigene Leben zu machen. Bevor das passiert, liegt das Baby viele Monate im Bauch der Mutter und wird über die lebenswichtige Nabelschnur versorgt. Aus der einen Hälfte der befruchteten Eizelle entwickelt sich der Embryo und aus der anderen die Plazenta. Die Nabelschnur wächst mit dem Fötus, und bei der Geburt ist sie ungefähr so lang wie das Neugeborene selbst. Die Gefäße der Nabelschnur sind in eine weiche Schicht eingebettet und nach einem englischen Anatomen, der im 17. Jahrhundert geforscht hat, benannt: Die Wharton-Sulze ist ein wahrer Wunderstoff, höchst elastisch und strapazierfähig, damit die Versorgungsleitung niemals knickt, und gleichzeitig durchlässig für Wasser, Zucker und Elektrolyte. Sie fühlt sich an wie durch Wasser aufgeweichte Gummibärchen.

Ich erwähne das so ausführlich zu Beginn meiner eigenen Trennungsbiografie, um deutlich zu machen, dass schon diese erste, sehr frühe Erfahrung für mich als Menschenwesen, und natürlich auch für die Mutter, einschneidend und von Bedeutung gewesen sein muss. Einerseits hat mich diese Nabelschnur vor der Trennung versorgt, mich wachsen lassen und am Leben erhalten, andererseits wird das Durchtrennen der Nabelschnur in der Regel dazu führen, dass ich erste Schritte in ein unabhängiges und irgendwann autonomes Leben gehen werde.

### *Frühkindliche Trennungserfahrungen*

Nachdem ich im Oktober 1971 meine ersten Schritte in das vor mir liegende Leben gemacht hatte, stand mir schon wenige Monate später eine ungeplante und längere Trennung von meinen Eltern bevor. Für mehrere Wochen wurde ich in das naheliegende Kreiskrankenhaus für eine Leistenbruch-Operation gebracht.

Heute ein routinemäßiger Eingriff: Babys werden nach einer Überwachungsnacht wieder in die Obhut der Eltern entlassen. Anfang der 1970er Jahre bedeutete das jedoch einen Eingriff mit mehreren Wochen Krankenhausaufenthalt – ohne Kontakt zu

Mutter und Vater. Eltern durften zu dieser Zeit in vielen Krankenhäusern nicht zu ihren Kindern, allenfalls durften sie über eine Sprechanlage Kontakt aufnehmen, während das Kind hinter einer Glasscheibe saß oder lag.

Somit war der fünf oder sechs Monate alte Säugling sich selbst überlassen. Wie einschneidend diese Erfahrung für mich im Nachhinein war, wage ich nicht zu bewerten. Manches spricht dafür, dass solche Erfahrungen durchaus zu einem Entwicklungs- und Bindungstrauma beitragen können.

Ich wuchs auf einem kleinen Bauernhof im hessischen Hinterland auf – in einem 300-Seelen-Dorf. Geprägt von wiederkehrenden existenziellen Sorgen und abhängig von Wind und Wetter. Es gab viele schöne Momente auf diesem Hof. Mir wurde viel zugetraut. Ich durfte schon als Zehnjähriger auf dem Traktor sitzen und die Wiesen mähen. Gleichzeitig gab es Situationen, in denen ich mich nicht sicher und behütet fühlte. Augenblicke, in denen meine Eltern die Kontrolle über sich und über ihre Handlungen verloren. Zeiten, in denen der Hof der Himmel auf Erden für mich war, und Zeiten, in denen das Fegefeuer eventuell sicherer gewesen wäre. Drei Generationen lebten auf knapp 100 Quadratmetern. Ich in einem Durchgangszimmer, nebenan Mutter und Vater mit meiner Schwester und direkt daneben Großmutter und Großvater. Bei Tisch saß die Großmutter vor Kopf und dirigierte das Geschehen. Dieser Küchentisch dient mir heute als Schreibtisch und er könnte, wenn er wollte, viele Geschichten erzählen. Von Kochlöffeln und Hosengürteln, die umfunktioniert wurden. Von jungen Nussbäumen, deren Äste gut als Gerte für Tier und Mensch herhalten konnten. Es gibt sie, die liebevollen, zärtlichen und harmonischen Momente, und es gibt die Stürme aus dem Nichts, die psychischen Tornados in Form von Ausnahmezuständen, die über den Hof fegten, und den Alkohol, der alles noch weniger berechenbar machte.

In diesem sicheren und unsicheren Beziehungsgeflecht wuchs ich auf. Als ich groß wurde, wollte ich so schnell wie möglich auch erwachsen werden, meinen Pkw-Führerschein machen und der Erste in der Generationenfolge sein, der des Autofahrens mächtig wäre. Es gab die stabilen Beziehungsmomente und es gab die Ausnahmezustände, die ich bis zurück zu meinem zweiten oder dritten Lebensjahr erinnere.

**Dieses Buch kann nicht geschrieben werden, ohne dass ich auch meine eigene Trennungsbiografie etwas genauer unter die Lupe nehme.**

### *Trennungen in meiner Kinder- und Jugendzeit*

Mein Klassenkamerad Ersal war nach der Sechsten neu in die Klasse gekommen, und wir beide spielten bald sehr erfolgreich gemeinsam in einer Fußballmannschaft auf Bezirksoberliga-Niveau. Er im Mittelfeld, ich im Sturm. Wir verstanden uns als Mannschaft blind und waren die Underdogs aus der Provinz. Zweimal fuhren wir zu großen Turnieren nach Stuttgart und Kiel und spielten dort gegen Jugendmannschaften, deren Profis in der Bundesliga aktiv waren. Ersal war mit seinen Eltern aus der Türkei nach Deutschland gekommen, sein Vater arbeitete im Dreischichtbetrieb in einer Gießerei. Das Leben seiner und meiner Eltern bestand aus Arbeit und aus dem Traum, es irgendwann geschafft zu haben, was auch immer damit verbunden war. An einem Montagmorgen, wir hatten den Sonntag davor ein Spiel gehabt, wurde die Klasse vor Schulbeginn in der Aula zusammengerufen und uns wurde mitgeteilt, dass Ersal am Abend zuvor gestorben war – an einem Aneurysma. Wir waren geschockt als Klasse, noch mehr als Jugendmannschaft. Waren wir doch ein eingeschworenes Team, kannten uns, wussten um unsere Schwierigkeiten und Erfolge. Wir rannten aus der Aula, manche schrien, andere weinten. Wieder andere blieben mit offenem Mund stehen und wirkten wie eingefroren.

Es gab auch die anderen Abschiede. Die, wo ich danach in Vorfreude war, die anderen bald wiederzusehen. Das war so bei meiner Großmutter Marta und bei Tante Klara. Oma Marta war die Mutter meines Vaters und lebte in einem Flüchtlingshaus mit Menschen anderer Nationalitäten am Rande des Sauerlands. Klara war die Schwester von Marta und beide hatten noch weitere elf Geschwister, die in den 1920er Jahren in unterschiedliche Richtungen aus Westpreußen geflohen waren.

Tante Klara war nach der Flucht in einen Orden eingetreten, hatte als junge Ordensschwester schon einen Führerschein machen können und viele Jahre in Brasilien als Ordensschwester gearbeitet. Sie besaß einen VW-Käfer, und Oma und sie trafen sich im Ruhestand regelmäßig. Die Begegnungen mit den beiden waren für mich als Kind pure Entspannung. Beide konnten fünf gerade sein lassen, und häufiger verbrachte ich meine Ferien gemeinsam mit meiner Schwester bei Oma Marta. Abends vor dem Fernseher saß ich zwischen meiner Oma und meiner Tante, sie tranken beide ein Glas Wein und mir gaben sie ein Glas mit Gänsewein. So nannten sie das Getränk, welches für mich 90 Prozent Wasser und einige Tropfen Weißwein enthielt. Ich freute mich nach den Abschieden wochen- und monatelang auf das erneute Wiedersehen. Diese Abschiede hatten den Moment der Traurigkeit und gleichzeitig waren sie verbunden mit einer großen Vorfreude. Der Ort, an dem Oma Marta lebte, war für mich gefühlt das Paradies, und bis heute habe ich mich an keinem Ort sicherer gefühlt als während der Aufenthalte bei meiner Oma.

Und doch überwiegen die traumatischen Verlust- und Trennungserfahrungen meiner Kindheit und Jugendzeit. Die schmerzvollste Trennung, die ich in diesen Jahren erlebte und die bis heute mein Leben geprägt und durchzogen hat, ist der Tod und Abschied von meiner Mutter, kurz nach meinem 15. Geburtstag. Viele Jahre hatte sie Anfang der 1980er Jahre mit aller Kraft gegen den Krebs gekämpft und am Ende den Kampf verloren. Wir waren als Angehörige von diesen intensiven Jahren zwischen Hoffen und Bangen gezeichnet. Die vielen Hausbesuche der Ärztin, Woche für Woche, die ich gemeinsam mit meiner Schwester auf der Treppe im zweiten Stock sitzend miterlebte. Ängstlich und aufgeregt schauten wir jedes Mal durch das Treppengeländer nach unten auf die Küchentür und versuchten, die Blicke von meiner Mutter und der Ärztin zu lesen und zu erkennen, ob es gute oder schlechte Nachrichten gab. Der Tod meiner Mutter warf mich aus der Bahn. Obwohl absehbar, trafen mich der Verlust und die Trennung mit einer Wucht, die ich kaum in Worte fassen kann. Ich trudelte aus allem heraus, was mir bisher Halt gegeben hatte. Nach wenigen Monaten galt ich als unbeschulbar und musste meine Klasse und Schule verlassen. Ich verlor den Kontakt zu meinem Umfeld, zu mir selbst und den Boden unter den Füßen. Heute, im Nachhinein in der Reflexion, kann man sagen, dass ich viele Monate unter Schock war, und erst fünf Jahre später bin ich aus der Starre, dem Eingefrorensein, wieder Schritt für Schritt herausgetreten.

Eine solche Trennung bezeichnen wir heute als traumatisierenden oder traumatischen Verlust (Thompson, Cox u. Stevenson, 2017). Roland Kachler schreibt dazu: »Ein Verlusttrauma setzt sich zusammen erstens aus dem Verlust eines nahen, geliebten und existenziell wichtigen Menschen, der deshalb als schwerer Verlust erlebt wird, zweitens aus einem die Hinterbliebenen und den Verstorbenen [!] verletzenden, überwältigenden und damit traumatisierenden Tod und drittens aus den traumatisierenden, situativen Kontexten für die Hinterbliebenen bei diesem Verlust. Schließlich umfasst das Verlusttrauma viertens eine komplex miteinander interagierende Trauma-, Trauer- und Beziehungsreaktion der Hinterbliebenen« (Kachler, 2021, S. 13).

Meine Trennungsbiografie ist von diesem intensiven Trauer- und Trennungsprozess durchdrungen. Wir machen Erfahrungen auf vielfältige Art und Weise. Diese Erfahrungen bilden sich in unserem Lebensskript ab und haben Einfluss auf die in den späteren Jahren folgenden Trennungsprozesse.

Bevor Sie weiterlesen, nehmen Sie sich gern Zeit für Ihre eigene Trennungsbiografie und Trennungsgeschichte. Was erzählt sie Ihnen über sich und die Art und Weise, wie Sie gelernt haben, mit Trennungen umzugehen? Ich lade Sie als Leserin und Leser ein, einmal innezuhalten und einige Notizen zu machen zu Ihren persönlichen Trennungserfahrungen:

- Welche Geschichte erzählt Ihre Trennungsbiografie?
- Welches Narrativ haben Sie im Laufe Ihrer Biografie betreffend Trennungserfahrungen entwickelt?
- Was waren einschneidende Trennungserfahrungen? In den Kinder- und Jugendjahren oder auch im Erwachsenenalter?
- Inwiefern hatten Sie in diesen Phasen Unterstützung oder wurden Sie begleitet?
- In welcher Form konnten Sie anschließend Resilienz aufbauen und diese vergangene Erfahrung als Ressource nutzen?

### *Meine erste Eheerfahrung*

Während meines Theologiestudiums lernte ich meine erste Frau kennen. Bis dahin hatte ich wenige kurze Beziehungen. Mit ihr wurde das anders. Auch sie war an der Uni, und während wir beide in der Mitte unseres Studiums waren, heirateten wir. Nach dem Studienabschluss ging sie als Lehrerin an eine Grundschule und ich als Pastor und Seelsorger in ein Gemeindegebiet. Wir bekamen Kinder und jeder ging seiner Beschäftigung nach. In den ersten Jahren teilten wir uns die Verantwortung für die Kinder auf. Keiner von uns beiden arbeitete Vollzeit, und so konnten wir uns Zeit nehmen für die Begleitung unserer beiden Mädchen. Anfang der 2000er Jahre hatte ich wenig Erfahrung in Bezug auf Kommunikation innerhalb einer Zweierbeziehung, ebenso konnte ich nicht auf innerfamiliäre Modelle guter Konfliktbearbeitung zurückgreifen. Erst Jahre später habe ich von Bindungsstilen und Bindungsstörungen gelesen und gehört. Wir waren beide Novizen im Dschungel unserer Zweierbeziehung. Wir suchten Unterstützung: Über die Jahre durchliefen wir dreimal eine Paartherapie, und ich versuchte über eigene Fort- und Weiterbildungen zu verstehen, was da bei mir und bei uns beiden passierte. Immer wieder kam es zu »Vergegnungen«[1], obwohl wir ein echtes Interesse an gelingender Partnerschaft hatten, bei gleichzeitig kaum vorhandenen Bildern, was denn überhaupt eine gute Zweierbeziehung ausmachen könnte. Wir durchliefen als Ehepartner unterschiedliche Phasen der Paarbeziehung.

Gut wäre wohl gewesen, wenn diese parallel passiert wären. In den meisten Zweierbeziehungen erleben die Partner diese Phasen der Paardynamik allerdings eher versetzt.

---

1 Ein von Martin Buber geprägter Begriff für ein nichtdialogisches Verhalten, das Verfehlen einer wirklichen Begegnung zwischen Menschen.

# 2 Theorie

## 2.1 Phasen einer gelingenden Paardynamik

In der Regel durchlaufen Zweierbeziehungen sechs verschiedene Phasen, die ich hier kurz skizziere.

*1. Schmetterlinge im Bauch – Phase der Begeisterung*

Am Anfang stecken wir als Individuum in einer Beziehung voller Ideale. Verliebt und von Glückshormonen und Spiegelneuronen angefeuert, sind wir häufig nicht mehr Herr oder Herrin der Lage. Durch Liebe, Leidenschaft und Lust sind wir von unserem Gegenüber magisch angezogen, und was so leidenschaftlich und eindrücklich brennt, davon würden wir uns nie träumen lassen, dass es mal zu Ende gehen könnte. Im eigenen Umfeld und Bekanntenkreis interpretieren die Menschen um einen herum das Liebeserleben als völlig abgehoben. Sichtbar für alle kommt manches zum Schwingen und Klingen. Irgendetwas fasziniert uns an unserem Gegenüber, und wir beobachten, dass das etwas bei uns beiden auslöst. Resonanz nennt man es in der Musik und es lässt sich auch auf die verrücktesten oder kompliziertesten Paarkonstellationen übertragen. Resonanz, die Fähigkeit von uns Menschen, dem Gegenüber emotional zu begegnen, ihn zu berühren, zu verstehen. Hartmut Rosa hat sich in den vergangenen Jahren intensiv mit Resonanz auseinandergesetzt und eine seiner Erkenntnisse ist: »Resonanz bleibt das Versprechen der Moderne, Entfremdung aber ist ihre Realität« (Rosa, 2016, Klappentext).

Carl Rogers hat in den 1960er Jahren, um ähnliche Phänomene zu beschreiben, den Begriff »Empathie« geprägt. Mittlerweile sind viele Jahre ins Land gezogen und neben Hartmut Rosa tauchen andere wegweisende Wissenschaftler zum Beispiel im Bereich der Neurobiologie auf: zum Beispiel Joachim Bauer, Professor für Psychoneuroimmunologie am Universitätsklinikum Freiburg. Er sorgte im vergangenen Jahrzehnt mit neuen Forschungsergebnissen für Aufmerksamkeit. Er forscht im Bereich der »intuitiven Kommunikation« und fand heraus, dass uns die Spiegelneuronen in unserem Gehirn die Fähigkeit verleihen, zu fühlen, was der andere fühlt. Diese Spiegelneuronen bzw. Nervenzellen sind die Basis von Intuition und Empathie. Sie bestimmen unser »Bauchgefühl« und die Fähigkeit zu lieben.

### *2. Magenbitter - Phase der Ernüchterung*

Doch irgendwann scheinen uns diese Spiegelneuronen in der Partnerschaft im Stich zu lassen. Spätestens in dem Augenblick, wo wir die erste Phase der Zweierbeziehung, die Phase der Begeisterung, noch etwas benommen verlassen haben. Als Paar betreten wir nach der Phase der Begeisterung ein uns völlig neues und unbekanntes Land, das Land der Realität. Ein Land, wo nur noch wenige Schmetterlinge fliegen. Ein Land, das mit dem, was uns in der Zeit der Begeisterung, der Zeit der Spiegelneuronen, begegnet ist, nicht mehr viel zu tun hat. Ernüchterung setzt ein. Die ersten Jahre liegen als Paar hinter uns. Beruflich war schön was los. Es galt, sich nach der Ausbildung oder dem Studium zu profilieren und Erfahrungen zu sammeln, und in der Regel fordern oder bereichern die Kinder unseren Alltag. Von Resonanz und Empathie, von Spiegelneuronen und Sinnlichkeit scheint in der Phase der Ernüchterung nicht mehr viel übrig geblieben zu sein. Die Jahre plätschern dahin, die Tages- und Wochenpläne sind durchstrukturiert, und da es heute fast unmöglich ist, eine Familie nur mit einem Gehalt über die Runden zu bringen, bzw. beide Partner zumindest Teilzeit arbeiten müssen, bleibt für die Paarbeziehung nicht mehr viel Zeit – trotz aller Weiterentwicklungen gerade technischer Art in Form von Online-Meetings und Social Media.

Wir entfernen uns als Paar voneinander, fühlen uns trotz Partner einsam. Jeder empfindet einen gewissen Frust, Mangel, fehlende Bestätigung und sieht die eigenen Bedürfnisse im Nichts verschwinden. Die Phase der Ernüchterung ist oft auch geprägt von mangelnder Konflikt- und Kommunikationsfähigkeit und dem fehlenden Mut, über die eigenen Bedürfnisse zu sprechen. Wer sich einen Moment Zeit nimmt, entdeckt und spürt, wie unsicher und brüchig Zweierbeziehungen in den letzten Jahrzehnten geworden sind und wie viel Gegensätzliches und Spannungsreiches sich im Kontext von Zweierbeziehung entwickelt hat. Seit dem letzten Drittel des 20. Jahrhunderts vollzieht sich in der Gesellschaft der westlichen Welt ein fundamentaler sozialer Wandel. Etliche Traditionen wurden ausgehebelt, und dadurch ist es allgemein erlaubt, zu leben, wie wir wollen (alles nur Denkbare), solange wir es wollen (immer kürzer, dafür öfter mit wechselnden Partnern) und mit wem wir es wollen (fast mit jedem und zunehmend mit uns allein).

Diese Wahlfreiheit innerhalb unserer Gesellschaft bringt viele Vorteile, aber natürlich auch Nachteile. Der Vorteil liegt klar in der gewachsenen Selbstbestimmung, der Nachteil darin, dass Sicherheiten verloren gegangen sind. Der einzelne Mensch ist auf sich selbst zurückgeworfen. Die ehemalige Verpflichtung zur Familiengründung etwa bildet nur noch eine Option unter vielen. Solange es verbindlich war, eine lebenslange Ehe einzugehen, verlief das Leben nach einem festen Ritual. Auf die Zeit des männlichen Werbens folgte eine kurze Verliebtheits- und Verlobungsphase, die Heirat und nachfolgende Familiengründung. Die Frau verwandelte sich in Mutter und Hausfrau, der Mann in einen berufstätigen Vater mit Versorgungsverantwortung. So vergingen die Jahre, bis die Kinder erwachsen waren, das Haus verließen, die Eheleute zu Großeltern gemacht wurden und zum Schluss im Kreis eines Mehrgenerationenhaushalts sich auf den Weg machten zu sterben. Konflikte galten als immanente Konflikte eines Ehepaars, Scheidungen waren ein Tabu.

Deborah Feldman beschreibt 2016 in ihrem Bestseller »Unorthodox« in Form einer autobiografischen Erzählung, wie sich eine Frau aus traditionellen Strukturen löst und eigene Wege findet. Heute werden zwar noch viele Ehen geschlossen, aber auch rasch wieder geschieden. Man kann sich aus einer Beziehung verabschieden, wenn es nicht mehr passt, unabhängig davon, wie lange sie währte, was sie einmal bedeutet hat und was aus ihr an gemeinsamer Geschichte hervorgegangen ist. Gefühle dominieren und gelten als das Entscheidungskriterium für eine Trennung. Die vielen Jahrhunderte verlässlicher sozialer oder kirchlicher Verpflichtungen haben ihren Regelwert verloren. Dem entgegen steht allein die emotionale Erlebniswelt der Paare. Ist die Emotionalität gestört, wird die Beziehung infrage gestellt. Hat sich die Leidenschaft hinter Gewohnheiten und Alltagsstress versteckt oder verflüchtigt, nehmen Unsicherheit, Irritation und Unwillen ihren Platz ein. Man, sprich Paar, will nicht wahrhaben, dass die leidenschaftliche Tiefe, die gesucht wird, Schwankungen unterworfen ist und die Qualität des Erlebens, dem man sich verpflichtet fühlt, einem unaufhaltsamen Wandel unterliegt. Aber eben genau das gehört in eine Paarbeziehung hinein und ist ein Teil der Ernüchterungsphase.

### *3. Prokrustes - Phase der Erpressung*

Wenn die Phase der Ernüchterung beendet scheint, tritt die Paarbeziehung in eine »kriminelle« Phase ein: Der andere muss sich ändern. Erpressung macht sich breit und wird subtil auf verschiedene Art benutzt, um den Partner oder die Partnerin gefügig zu machen. Es ist der ewig andauernde Kampf der Geschlechter. Aber es ist ein hoffnungsloser Kampf, denn es gibt in diesen Erpressungsszenarien letztlich nur Verlierer.

Der altgriechische Geschichtsschreiber Diodor berichtet über den Unhold und Wegelagerer Prokrustes: Dieser bot Reisenden ein Bett an. War der Wanderer groß, gab er ihm ein kleines Bett und hackte ihm die Füße ab, damit er hineinpasste. War er eher klein, gab er ihm ein großes Bett, zog ihn in die Länge und renkte ihm die Glieder auseinander, indem er sie auf einem Amboss streckte.

Oft versuchen wir, die Paarbeziehung für unseren Partner zu einem Prokrustesbett zu machen. Wir würden die Partnerschaft am liebsten nur nach unseren eigenen Erwartungen gestalten und verhalten uns wie Prokrustes. Der andere muss sich ändern, und nur, wenn er sich ändert, können wir eine Zukunft haben und wieder Liebe, Lust und Sinnlichkeit erleben. Ich mache an dem anderen rum, überschreite dessen Grenzen und verletze auf Biegen und Brechen, in der Hoffnung, mein Ziel zu erreichen. Auch diese Phase überstehen die Paare in der Regel und arrangieren sich irgendwann mit dem, was ist, und mit dem, was wohl nicht mehr werden wird. Aber das Leben ist doch eigentlich viel zu schade, um sich damit abzufinden.

### *4. Der Kampf scheint verloren – Phase der Resignation*

Und darum geht einer der Partner in die nächste Phase der Zweierbeziehung über. Er beginnt zu resignieren. Die Hoffnungslosigkeit siegt und die Phase der Resignation nimmt den Raum der Zweierbeziehung ein. Manchmal beginnt diese Phase damit, dass ein Partner darüber nachdenkt auszusteigen. Natürlich nicht laut, aber innerlich hat er sich schon verabschiedet. Die Seele schmerzt so sehr, dass es besser ist oder leichter fällt, zu verdrängen und über Alternativen nachzudenken. Kontaktabbruch findet statt, man löst sich emotional vom Gegenüber und findet, wie kann es anders sein, vielleicht ein neues Gegenüber, das so ist, wie das alte Gegenüber es einmal war. Dreier- bzw. Nebenbeziehungen sind oftmals die Folge, und alles läuft in einem rasenden Tempo auf die Trennung oder Scheidung zu. Eigentlich schade, denn gemeinsam hatten beide so viel Potenzial. Keiner hat es gewollt und doch konnte keiner von beiden es aufhalten, stoppen oder darüber kommunizieren. Wer in einer solch verfahrenen Situation nicht aus der Paarbeziehung aussteigt, sondern das Tempo raus- und sich als Paar Zeit nimmt, kommt in eine überaus wichtige und konstruktive Phase.

### *5. Ein Funken Hoffnung - Phase der Reflexion*

Nach der Begeisterung, der Ernüchterung, der Erpressung und der Resignation findet, wenn beide die Hoffnung nicht aufgeben, die Reflexionsphase statt. Interessant ist, dass die meisten Menschen auch nach schmerzlichen oder schlechten Erfahrungen weiter nach Geborgenheit suchen, danach, gesehen und gehört zu werden und sich mit der Hilfe des anderen seelisch niederzulassen. Es wächst das Bedürfnis nach Aufgehobensein und gefühlter Heimat. Jeder Mensch will in jemandes Seele ankommen und seine Sehnsüchte teilen. Jeder will wissen und fühlen dürfen: Hier gehöre ich hin und der oder die andere ganz zu mir, das ist unser Safe Space. Vielleicht nehmen Menschen gerade deswegen nach wie vor große Anstrengungen auf sich, um einen leidenschaftlichen Beziehungshorizont zu errichten, und streben gleichzeitig nach einem fühlbaren Maß an Sicherheit und Stabilität in ihrer Partnerschaft. Und das ist auch gut so! Denn am Beginn einer Zweierbeziehung ist in der Regel keiner von beiden beziehungsfähig. Beziehungsfähig werden wir erst in der Beziehung selbst. Und das braucht Zeit, vor allem Zeit und Raum für Wandlung, Veränderung und Wachstum. Es lohnt sich, gemeinsam zu reflektieren, hinzuschauen: Wer bin ich, wer bist du und was soll unser Wir ausmachen? Dazu kommt es aber häufig gar nicht, weil Mann oder Frau aufgrund verschiedener Irrtümer die Paarbeziehung abbrechen und beenden.

Ein großer Irrtum, dem Paare erliegen, ist zum Beispiel, dass jeder für sich in Anspruch nimmt, das Gesamtbild der Paarbeziehung erfasst zu haben. Dabei sieht jeder der beiden nur einen winzigen Ausschnitt des Ganzen und agiert in seinem Bezugsrahmen. In einer bekannten Fabel betasten drei Blinde einen Elefanten und entwickeln ganz unterschiedliche Vorstellungen von ihm, weil sie entweder nur den Rüssel, den Schwanz oder ein Ohr vor sich haben. Aus eigener Erfahrung kann ich dem Leser und der Leserin versichern, dass ein Elefant sich an jeder Stelle seines Körpers anders anfühlt.

Übertragen wir dieses Bild einmal auf einen Bereich in der Paarbeziehung, über den in der Regel nicht kommuniziert wird: Intimität, Lust und Sinnlichkeit. Unsere verzerrten Vorstellungen von Erotik und Sexualität tragen teilweise komische Züge. Sie sind, und darin liegt eine Tragik, in einem nicht unerheblichen Maß daran beteiligt, dass die Hälfte aller Ehen mit einer Scheidung enden und dass viele Paare zwar verheiratet bleiben, aber sich voneinander entfremden und mit ihrer Sexualität unzufrieden sind bzw. nur noch allein oder in einer Außenbeziehung erleben. Aber zu den grundlegenden Regeln, die für die menschliche Sexualität und Intimität gelten, gehört, dass Paare in bestimmte typische Krisensituationen geraten. Das ist völlig normal. Krisen sind völlig normal. Diese Krisen sind für die Partner eine Chance, ihr Liebesleben zu bereichern, in ihrer persönlichen Entwicklung voranzukommen und ihre Zufriedenheit mit der Paarbeziehung zu steigern. Mit anderen Worten, hinter Beziehungskrisen verbirgt sich mehr als unsere verkürzten Vorstellungen von einer Zweierbeziehung. Darum ist die Reflexionsphase, wenn sie erreicht wird, so überaus konstruktiv und hoffnungsvoll. Denn manche Krisen sind in Wirklichkeit gar keine Probleme oder gar Anzeichen einer Fehlentwicklung. Vielmehr handelt es sich um normale Aspekte und Entwicklungen einer Zweierbeziehung, auf die wir nicht gebührend vorbereitet sind.

Krisen sind eben Ausdruck eines zentralen Entwicklungsvorgangs, der in jeder Paarbeziehung von Bedeutung ist und wahrgenommen werden muss. Wenn wir sexuelle Schwierigkeiten nur unter Aspekten wie Leistungsdruck, Wissenslücken oder Gehemmtheit betrachten, verbauen wir uns die Möglichkeit, sie für inneres Wachstum zu nutzen. Die meisten Beziehungsprobleme sind nicht durch das Erlernen von Fertigkeiten und Techniken zu lösen, sondern durch Wachstums- und Reifungsschritte.

Ulrich Clement, Professor für Medizinische Psychologie an der Universität Heidelberg und tätig als Sexualtherapeut, benennt in einem seiner Vorträge[2] unbequeme Wahrheiten über die Entwicklung des leidenschaftlichen Geschlechtsverkehrs:

- Diesbezügliche Selbstverwirklichung riskiert die Beständigkeit der Beziehung.
- Erotische Entwicklung ist nicht ohne Risiko zu haben und benötigt den Mut von beiden, Neues einzuführen.
- Das Neue kann Angst machen, aber in der Regel lohnt es sich.
- Diesbezügliche Entwicklung setzt aktive Entscheidungen voraus.
- Erotik und Intimität entwickeln sich dort, wo Entscheidungen getroffen werden. Zum Beispiel: sich dem Partner zu zeigen und mit seinen Bedürfnissen zu präsentieren.
- Entscheidungen, beim Partner nicht nur das Erwartete, sondern auch das Beunruhigende wahrzunehmen.

Es braucht die Entscheidung, erotische Risiken einzugehen. Von nichts kommt nichts. Ohne Investition kein Ergebnis. Cle-

2 Onlinekurse Life Lessions: https://www.lifelessons.de/kurse/prof-dr-ulrich-clement/.

ment spricht von einem der häufigsten Fehler, der in langjährigen Beziehungen begangen wird, nämlich den romantischen Maßstab am Beginn der Partnerschaft für die langen folgenden Jahre anzuwenden.

Erotik benötigt aber eine gemeinsame Kultur und Pflege, und das bedeutet viel Zeit und Aufmerksamkeit. Darauf bezogene Entwicklungen verlaufen ungleichmäßig. Einer fängt an. Jeder wartet auf den anderen, beide sind häufig in einer Welle der Vorwürfe blockiert. Clement schreibt dazu: »Die Veränderung der Partnerschaft beginnt nicht kooperativ, sondern individuell. Einer erträgt die Unzufriedenheit weniger als der andere. Einer geht fremd. Einer führt ein neues Element ein. Einer stellt die Beziehung infrage. Und für den anderen wird es ernst, weil der Preis der Nichtveränderung zu groß wird. Partner ändern sich eben nicht, weil sie wollen, sondern weil sie müssen« (Clement, 2005).

Guter Geschlechtsverkehr ist ohne das Mittelmäßige nicht zu haben. Das Liebesspiel lebt nun mal von der Variation. Dazu gehört der unsensationelle Alltag sexueller Begegnung in langjährigen Partnerschaften. Das Fest, das Außergewöhnliche, benötigt den sexuellen Alltag. Erst im Kontrast zum Alltag macht das Fest einen entscheidenden Unterschied. Clement kommt zu dem Schluss: Je länger Partnerschaften dauern, desto mehr sind Intimität und Sexualität eine Frage der Entscheidung und der aktiven Gestaltung. Beim reifen Geschlechtsverkehr geht die Entscheidung der Lust voraus. Nicht das Warten auf das Spontane, das das Paar im Fahrstuhl überfällt, sondern die Schaffung einer erotisch-sinnlichen Kultur muss das ausgesprochene Ziel langjähriger Beziehungen sein. Intimität steht und fällt damit, dass die Partner günstige Kontexte, Inszenierungen und Situationen herstellen, die sie aus der Schwerkraft des Alltags locken. »Das kann man tun. Oder man kann es lassen«, so Clement.

Darum reicht es in einer Paarbeziehung nicht aus, neue Streicheltechniken und Kommunikationsfertigkeiten zu lernen oder die zeitlichen Prioritäten der Partner abzustimmen, sondern es benötigt die Entscheidung von beiden, sich gemeinsam auf einen lustvollen Dialog einzulassen. Einen Dialog, der Raum gibt, Schmerzvolles auszuhalten und gemeinsam aufzubrechen zu neuen Ufern, um den Brunnen der Sinnlichkeit neu zu entdecken und sprudeln zu lassen. Denn wer hat uns das Lieben gelehrt? Wer hat uns gelehrt, darum zu streiten und miteinander zu kämpfen? Jedes Paar gestaltet, ob es will oder nicht will, bewusst oder unbewusst, eine Liebes- und Intimitätskultur. Wenn wir diese Kultur nicht hinterfragen, reflektieren, neu dazulernen, wachsen und reifen, dann verhärten sich Körper und Seele. Dann wachsen Kränkungen und Enttäuschungen und es entsteht eine zerstörende seelische, emotionale und körperliche Distanz.

### *6. Neues Land, Wachstum und Reife – Phase der Integration*

Um den Faden in der Zweierbeziehung wieder aufzunehmen, die Reflexionsphase konstruktiv zu nutzen und einen gemeinsamen Wachstumsprozess zu erfahren, benötigt es in der Regel Unterstützung. Es kann hilfreich sein, gemeinsame Prozesse durch Dritte moderieren zu lassen oder gemeinsam einen Paarworkshop zu besuchen, der den Schwerpunkt im Bereich der Interaktion und des Feedbacks durch die Gruppe hat, damit Entdecktes, Erkanntes und Neues gut integriert werden können. Diese Integrationsphase ist dann die letzte Phase. Integration bedeutet: Ich fange an, mein Problem zu lösen, statt von dir zu erwarten, dass du dich änderst. Diese Phase ist davon bestimmt, neu Entdecktes, gemeinsam Reflektiertes in den Paaralltag zu integrieren und gemeinsam zu vertiefen.

Trennungen werden als persönliches Scheitern und Identitätsbedrohung empfunden. Das äußert sich unter anderem in

Schuld- und Schamgefühlen. Diese gilt es zu bearbeiten und in einen Wachstumsprozess einzutreten. Ebenso ist das »Danach« davon geprägt, das Geschehene zu ordnen, die Trennung zu rechtfertigen, die eigene Verantwortung für das Scheitern abzuwehren und wieder eine positive Identität herzustellen. Das bedeutet, zwischen der erzählten und erlebten Beziehungsgeschichte zu unterscheiden (Eckert, 2021).

## 2.2 Prozess einer Trennungsdynamik

Trennungen konfrontieren mich mit meiner persönlichen Reife und Entwicklung. Der Abbruch einer Beziehung führt mich unweigerlich zu einer Auseinandersetzung mit meinem Selbstwert und meinem Umgang mit Selbstzweifeln, unabhängig davon, ob ich verlasse oder verlassen werde. Lange bevor es zu einer Trennung einer Zweierbeziehung kommt, werden beide Partner innerlich damit beschäftigt gewesen sein, wie es um die Beziehung steht. Nicht unbedingt grundsätzlich, doch ich gehe davon aus, dass jedes Individuum innerhalb einer Zweierbeziehung Momente erlebt, in denen Zweifel und Verunsicherung die Beziehung punktuell beeinflussen.

Wir beschäftigen uns mit Fragen wie: Liebt sie oder er mich wirklich? Würde sie oder er Verständnis haben, wenn ich mir etwas anderes wünschen würde in unserer Partnerschaft? Warum hat sie oder er keine Lust mehr auf Sex? Mag sie mich nicht mehr? Solche und andere innere Dialoge werden von unseren Selbstzweifeln und dem Bedürfnis nach Bestätigung gespeist. Sie führen uns ins Grübeln und lösen eine innere und äußere Dynamik in uns und meistens auch im Gegenüber aus. Dass ich unsicher werde in der Positionierung zu meiner Partnerin oder umgekehrt mein Partner sich nicht mehr klar zu mir positioniert, löst zumindest in einigen Partnerschaften Irritation aus und führt oft zu Rückzug und Einsamkeit in der vermeintlichen Zweisamkeit.

So erging es auch Yvonne mit Johannes. Sie hatten sich mit Anfang dreißig nach dem Studium kennengelernt, und aus gemeinsamen Freizeitaktivitäten mit Freunden entwickelte sich eine zarte Annäherung. Yvonne hatte in der Anbahnungsphase mehrere Feuer im Eisen und traf sich parallel zu Johannes noch mit zwei weiteren Männern, mit denen sie irgendwann ebenso intim wurde. Am Ende wägte Yvonne ab und entschied sich für Johannes. Beide Akademiker im Bildungskontext, verbrachten sie viel Zeit damit, sich in ihren beruflichen Feldern zu etablieren und weiterzuentwickeln. Gleichzeitig entschieden sie sich für Kinder und kauften gemeinsam ein Haus in einer deutschen Großstadt. Ihre Zweierbeziehung wurde bereichert durch unterschiedliche Freundeskreise und Interessen, und mehr als zehn Jahre schienen sie mit sich und ihren beiden Kindern sehr glücklich zu sein. Yvonne kam früh in die Wechseljahre, sie erlebte hormonelle Veränderungen, die sich auch auf die Zweierbeziehung auswirkten, und nach und nach schienen sich beide als Paar zu verlieren. Wenig Begegnung, kaum noch Resonanzraum, vieles, was funktional angelegt war, und ein durchorganisierter Tagesablauf.

Yvonne nahm es wohl eher wahr als Johannes, dass die Zweierbeziehung sich in eine Schräglage manövriert hatte. Sie machte unterschiedliche Versuche, die alte Atmosphäre des Miteinanders wieder zu aktivieren. Zunehmend entwickelten sich Streitdynamiken, die sie beide vorher so nicht gekannt hatten. Es wurde lauter, und man konnte spüren, wie sehr beide am Ringen waren, wobei ihnen vermutlich nicht klar war, worum sie eigentlich rangen. Yvonne versuchte verzweifelt, ein neues Commitment, ein Bekenntnis zur Zweierbeziehung von Johannes, zu erhalten. Sie machte Vorschläge für ein Paarcoaching, sie schrieb ihm lange E-Mails, in der Hoffnung, dass er mit ihr wieder in einen Dialog treten würde. Sie schrie ihn an und verbalisierte ihre zunehmende Angst darum, ihn oder vielleicht auch das Bild von einer idealen Familie zu verlieren. An einem Nachmittag saß sie auf dem Sofa mit einer Tasse Kaffee und er am Wohnzimmertisch eine Zeitung lesend. Da fragte sie Johannes noch mal: »Du, Johannes, ich warte immer noch auf ein Bekenntnis von dir zu mir und zu uns.« Johannes blickte von der Zeitung auf, versuchte sich aufzurichten und blieb doch mit den Schultern hängend, den Blick wieder von ihr nehmend, versunken sitzen. Beide lauschten in die Stille und vielleicht auch in sich, bis Johannes antwortete: »Ich habe mich in eine andere verliebt.«

In seiner »Soziologie der Zweierbeziehung« definiert Paul Lenz (2009, S. 135) den Begriff »Krise«: »Als Krise wird eine subjektiv als belastend wahrgenommene Veränderung der Beziehung bezeichnet, die eine Unterbrechung der Kontinuität des Handelns und Erlebens und eine Destabilisierung im emotionalen Bereich zur Folge hat.« Eine Krise und eine daraus resultierende Trennung kommen nicht aus heiterem Himmel gefallen. Gleichzeitig kann es vorkommen, dass nur für einen der beiden Partner die Beziehung in einer Krise steckt, während der andere nicht einmal mitbekommt, wie es um die Beziehung aus der anderen Sicht momentan bestellt ist. Guy Bodemann und Annette Cina (2000) haben in ihrer Fünf-Jahres-Längsschnittstudie herausgefunden, dass dem Stress im Alltag bei Beziehungskrisen und Trennungen eine hohe Relevanz zukommt. Durch Stress wird die verfügbare Zeit eingeschränkt. Dies führt wiederum zu einer Zunahme von negativer Kommunikation und zu einem verstärkten Rückzugsverhalten.

Für Yvonne hatte die Beziehungskrise schon lange vor dem eigentlichen Geständnis von Johannes begonnen. Yvonne hatte Veränderungen innerhalb ihrer Zweierbeziehung wahrgenommen, aber nicht einordnen können, da Johannes auf unterschiedlichen Ebenen auch gegensätzliche Signale (Anschlussfinanzierung für das gemeinsame Traumhaus) gesetzt hatte. Ein in der Regel unbewusster Prozess, den Yvonne erlebt und beschreibt. Sie nahm Anzeichen der Veränderung wahr und spürte emotional-intuitiv etwas, ohne dass der eigentliche Grund bekannt war. Nicht verbalisiert und nicht verschriftlicht hatten Yvonne und Johannes bis dato einen unausgesprochenen Vertrag, der mit einem Exklusivitätsanspruch verknüpft war.

Das Beispiel mit Yvonne und Johannes soll auch verdeutlichen, dass eine Krise nicht aus einem singulären Ereignis entsteht. Trennung ist der Endpunkt einer längeren Strecke von Konflikten, Krisen, misslingender Kommunikation und letztlich fehlender Resonanz. Damit sich ein Krisenzustand entwickelt, sind in der Regel wiederholte Ereignisse erforderlich. Der vergessene Hochzeitstag kann ein Auftakt zu einer Krisenphase sein, und gleichzeitig gehen diesem Ereignis einige andere voraus und eventuell noch hinterher und bringen das Fass zum Überlaufen.

Krisen kommen und gehen und manchmal werden sie dann zu Dauerkrisen – was häufig mit einer Menge ambivalenter Gefühle auf beiden Seiten zusammenhängt. Man könnte von einer negativen Bindung sprechen. Häufig führt dies dann zu gewissen Arrangements. Beide Partner leben ein paralleles Leben ohne große Gemeinsamkeiten und ohne große Auseinandersetzungen. Man könnte das als eine leere Zweierbeziehung beschreiben. Wenn das Paar an seiner Dauerkrise festhält, entwickelt sich ein destruktiver Charakter. Es kommt zu Vernachlässigungsprozessen. Dazu zählen Verhaltensweisen wie den Partner zu ignorieren, die gemeinsame Zeit zu verringern, verbale und nonverbale Abwertungen und Ablehnung, Probleme nicht zu besprechen, den Partner für Verhaltensweisen zu kritisieren, die mit dem eigentlichen Konflikt nichts zu tun haben, ständiges Klagen und Nörgeln, ohne irgendwelche Lösungen anzubieten.

Auch das schon damals von Marlene Dietrich gesungene Lied »Allein in einer großen Stadt« bringt dies treffend zum Ausdruck:

*Allein in einer großen Stadt*
*[...] und denkt ganz leise heimlich an*
*Den ersten Streit, bis man ihm plötzlich gegenübersteht.*

*Und da weiß man nicht,*
*was man sagen soll, und man findet alles so banal und er nahm*
*Doch früher nie den Mund so voll und nun schreit er so mit einem Mal.*
*Und man schweigt und fühlt genau, jetzt ist es*
*Schluss, und es lohnt nicht einmal mehr, ein Wort zu sagen.*
*Jetzt ist alles aus,*
*Eine Welt stürzt ein,man ist wieder einmal so allein.*

*(Max Colpet/Marlene Dietrich)*

Marlene Dietrich singt von den emotionalen Erfahrungen eines Menschen in einer Beziehung. Sie schildert Momente des ersten Streits und wie es sich anfühlt, wenn man plötzlich vor der Person steht, mit der man streitet. In solchen Momenten fällt es schwer, die richtigen Worte zu finden, und die Konversation erscheint banal. Das Lied beschreibt, dass die Person früher nicht so mit Selbstbewusstsein gesprochen hat, aber nun plötzlich laut schreit.

Und wie es sich anfühlt, wenn in einem bestimmten Moment alles zu Ende ist und es sinnlos erscheint, weiter zu reden. Die Worte sind nicht mehr von Bedeutung, und es fühlt sich an, als ob eine Welt zusammenbricht. Eine tiefe Einsamkeit wird erlebt, nachdem die Beziehung zu Ende ist. Insgesamt drückt der Liedtext die Schwierigkeiten und die schmerzhaften Emotionen aus, die mit dem Ende einer Beziehung verbunden sind, und wie diese Erfahrungen einen allein und verloren fühlen lassen können.

Der britische Sozialpsychologe Steven W. Duck hat in zahlreichen Publikationen eine eingehende Untersuchung des Zusammenbruchs von Beziehungen vorgelegt. Dabei kritisierte er aktiv die bisher vorherrschende Forschungspraxis, die Trennungen lediglich als isolierte Ereignisse betrachtete und versuchte, sie durch einfache Erklärungsmodelle wie fehlende Kompatibilität oder Fehlverhalten der Partner zu begründen. Obwohl sich charakteristische Muster in den Prozessen der Auflösung erkennen lassen, verlaufen die individuellen Fälle häufig in einer chaotischen, unkontrollierten Weise und mit unvorhersehbarem Ausgang. Die Verhaltensweisen, die letztendlich zur Auflösung führen, sind dabei nicht zwangsläufig bewusst gesteuert.

Im Phasenmodell von Duck (1982) wird deutlich, dass der Trennungsprozess viel früher einsetzt als das Ereignis der Trennung oder auch der Scheidung. Trennungen sind nur ein Teil eines mehr oder weniger schleichenden Prozesses der Beziehungsauflösung. Der Auflösungsprozess in Zweierbeziehungen beginnt häufig mit einer intrapsychischen Phase, in der sich einer der Partner mit einer möglichen Trennung als Ausweg beschäftigt. In diesem intrapsychischen Dialog mit mir selbst befasse ich mich mit meiner Unzufriedenheit, während mein Partner noch nicht in diesen Prozess involviert ist. Das bedeutet, es gibt in einer Trennungsdynamik häufig zwei Rollen. Welche Rolle ich einnehme, entscheidet nachhaltig darüber, wie ich den Trennungsprozess verkrafte und verarbeite.

Im Folgenden werden die vier Phasen der Trennung nach Duck (1982) skizziert:

1. *Intrapsychische Phase:* Diese Phase beginnt, wenn der unzufriedene Partner die Überzeugung entwickelt, dass er die

gegenwärtige Situation nicht länger ertragen kann. Es folgt eine intensive Auseinandersetzung mit der Unzufriedenheit in der Beziehung, einschließlich der Analyse des Partnerverhaltens, unerwünschter Aspekte der Beziehung, Bewertung der Kosten des Rückzugs, Überlegungen zu den positiven Aspekten einer Beziehung mit einem anderen Partner sowie dem Dilemma, ob die Unzufriedenheit dem Partner mitgeteilt werden sollte.

2. *Dyadische Phase:* Der trennungswillige Partner trifft die Entscheidung: »Ich ziehe mich mit gutem Grund zurück.« Zunächst steht die Frage im Raum, ob eine Konfrontation mit dem Partner gesucht oder vermieden werden soll. Bei Entscheidung für Konfrontation folgen die Offenlegung der Unzufriedenheit (verbal oder durch Veränderungen in Routinen oder Gereiztheit) sowie mögliche Beziehungsgespräche mit Verhandlungen. In allen Fällen wird abgewogen, ob Versöhnungsversuche und Paartherapie sinnvoll sind und welche Kosten mit Rückzug und reduzierter Intimität verbunden wären.
3. *Soziale Phase:* Der trennungswillige Partner vertritt die Position: »Es ist mir ernst.« In dieser Phase wird das Trennungsergebnis mit dem zu verlassenden Partner ausgehandelt, möglicherweise unter Einbeziehung von Beratungsstellen. Die Einmischung Dritter beschleunigt oft den Zusammenbruch der Beziehung.
4. *Phase der »Grabpflege«:* Der trennungswillige Partner handelt nach dem Motto: »Es ist nun unvermeidbar.« Diese Phase zeichnet sich durch eine intensive Verarbeitung der Trennung aus, einschließlich Rückblicken, Zuschreibungen und der Entwicklung eines eigenen Narrativs. Die eigene Version der Auflösungsgeschichte wird verbreitet, wobei eigene Fehler oft heruntergespielt und die des Partners übertrieben werden.

Die Phasen können oft nicht klar voneinander unterschieden werden. Manche Trennungen überspringen auch einfach die dyadische Phase und lassen diese aus. Das bedeutet, dass der Trennungswillige einfach, ohne zu reden oder zu erklären, geht. Heute könnte man in solchen Fällen auch von einer Art »›Ghosting‹« sprechen.

Die US-amerikanische Kommunikationswissenschaftlerin Leslie A. Baxter hat nach umfassenden eigenen Forschungsarbeiten zum Thema »Trennung« das Modell von Duck erweitert. Hierbei lag ihr Fokus insbesondere auf der Untersuchung verschiedener Parameter, die dazu beitragen können, dass sich Auflösungsprozesse voneinander unterscheiden:

- In der überwiegenden Mehrheit der Fälle akkumulieren sich Beziehungsprobleme. Lediglich in jedem vierten Fall hat Baxter als erste Phase einer Trennung einen sogenannten kritischen Zwischenfall beobachtet.
- In zwei Dritteln der analysierten Fälle war der Wunsch nach einer Trennung einseitig. Nur in einem Drittel der Fälle strebten beide Beteiligten eine Trennung an.
- Etwa ein Viertel der Befragten, bei denen der Trennungswunsch gereift war, wählte einen direkten Weg und sprach offen mit dem Partner über die Beziehungsprobleme oder erklärte die Beziehung für beendet. Die Mehrheit hingegen bevorzugte einen indirekten Ansatz, indem sie sich zurückzog (durch Reduzierung der Intimität und/oder Häufigkeit des Kontakts) oder sich für eine Pseudodeeskalation entschied (falsche Bekanntmachung des Wunsches nach einer veränderten, weniger engen Beziehung) oder eine Kosten-Eskalation (Verhaltensweisen, durch die die Beziehungskosten für den anderen Partner erhöht werden, um diesen dazu zu bewegen, die Beziehung von sich aus zu beenden).
- Baxter differenzierte zwischen Fällen, in denen der mit dem Trennungswunsch konfrontierte Partner die Unausweich-

lichkeit der Trennung anerkennt oder im Gegenteil Widerstand leistet. Letzteres erfolgt besonders durch das Versprechen von Belohnungen oder die Androhung von Sanktionen bzw. Kosten. Eine Anerkennung des Trennungswunsches war wahrscheinlicher, je offener dieser vorgetragen wurde.

- Schließlich gab es neben geradlinigen Trennungen oft auch Fälle, in denen die Trennungsabsicht aufgegeben und später erneuert wurde. Die hier beschriebenen Stadien werden dann unter Umständen wiederholt durchlaufen.

An dieser Stelle gehe ich noch etwas genauer auf das Flussdiagramm der Auflösung von Baxter (1984) ein (siehe Abbildung 1). Sie führt sechs Merkmale ein, durch die sich Auflösungen unterscheiden können:

1. der allmähliche vs. plötzliche Beginn von Beziehungsproblemen;
2. der einseitige vs. beidseitige Wunsch, die Beziehung zu verlassen;
3. der Gebrauch von direkten vs. indirekten Handlungen, um die Auflösung zu erreichen;
4. der schnelle vs. verlängerte Ablauf der Auflösungsaushandlung;
5. das Vorhandensein vs. Fehlen von Reparaturversuchen;
6. das Schlussergebnis, die Beendigung vs. Fortdauer (in veränderter oder erneuerter Form).

Es folgen daraus sieben Schritte, die den Auflösungsprozess skizzieren:

1. Aufkommen von Beziehungsproblemen in zwei möglichen Ausprägungen. Allmählich und schleichend oder ein kritischer Zwischenfall. In Baxters Studie kommt ein kritischer Zwischenfall nur in jeder vierten Zweierbeziehung vor.
2. Die Entscheidung, zumindest einer Seite, die Zweierbeziehung zu verlassen. Das ist letztlich der Beginn der Auflösungs-

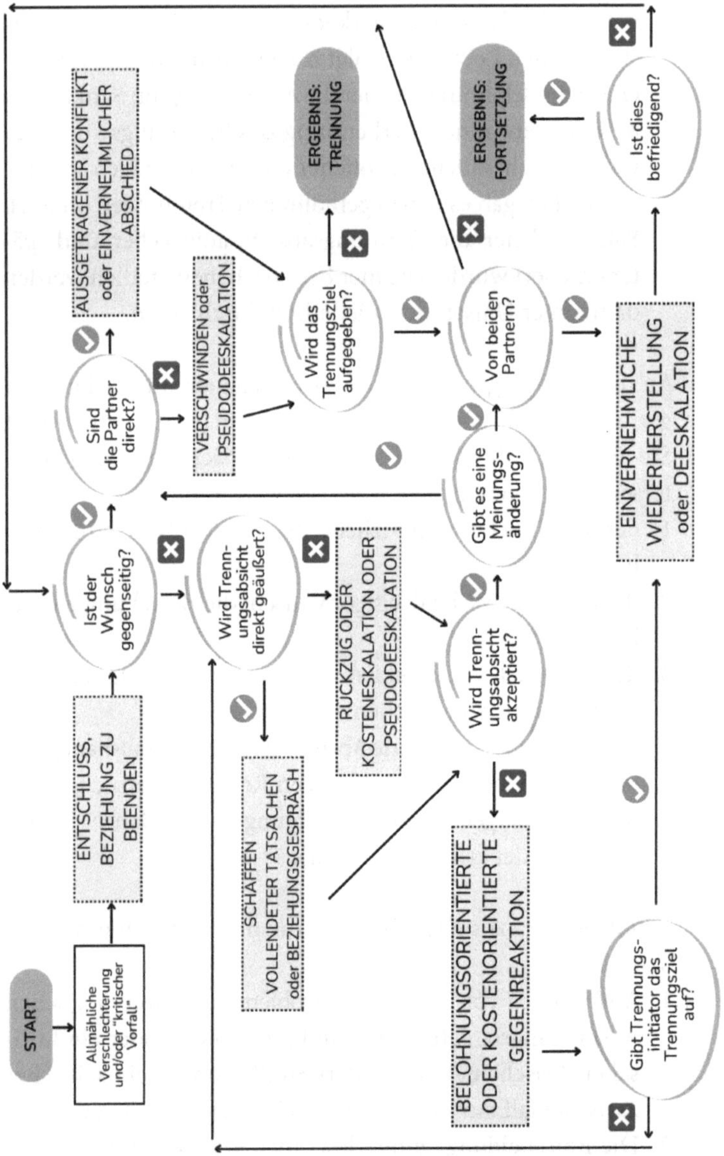


**Abbildung 1:** Flussdiagramm der Auflösung nach Leslie A. Baxter (1984)

phase. In zwei Dritteln der von Baxter untersuchten Fälle war der Wunsch nach Beendigung der Zweierbeziehung einseitig.

3. Die kommunikative Herausforderung, den Partner über diese Entscheidung zu informieren. Nur in 25 Prozent der Fälle einer einseitigen Beendigung wurde der direkte Weg gewählt. Baxter differenziert hier noch zwei Formen: Fait accompli, also eine ausdrückliche Erklärung, dass die Beziehung für den Trennungswilligen aus ist, oder Gespräche über den Zustand der Zweierbeziehung, indem Unzufriedenheit und Trennungswunsch ausgesprochen werden.
4. Es folgt die Antwort des Partners bzw. der Partnerin. Entweder wird die Unausweichlichkeit der Trennung anerkannt oder eben nicht, es findet keine Zustimmung aufseiten des Gegenübers statt. Im Fall einer Zustimmung wird ein Weg gefunden und es kommt zur Auflösung der Zweierbeziehung. Häufiger wird aber der Weg des Widerstands gewählt, der sich hinter einem »Wenn du bleibst, mache ich alles, was du dir wünschst« verbirgt – eine Form der Überanpassung. Möglich ist aber auch, Widerstand zu leisten, indem das Gegenüber droht und Sanktionen verkündet, meist finanzieller Art.
5. Nun ist wieder der Trennungswillige an der Reihe – bei Widerstand muss er überlegen, ob er seinen Trennungswunsch aufgibt oder eben noch deutlicher seine Trennungsabsicht kundtut. Es kann zur Wiederholung verschiedener Phasen kommen, eventuell steigt man bei Schritt 3 wieder ein. Ebenso kann die Trennungsabsicht aufgegeben werden und die Beziehung wird wieder aufgenommen und deeskaliert. Es kommt zu Reparaturversuchen.
6. Bei einer beidseitigen Trennungsabsicht besteht jetzt die Notwendigkeit der Kommunikation nach außen und welche Strategien man fahren will. Wieder hält Baxter zwei Formen für möglich: Es wird darüber gestritten, wer die Schuld

trägt und wie diese nach außen kommuniziert wird und wer letztlich darüber die Deutungshoheit behält, oder man findet einen versöhnlichen Abschluss und verkündet gemeinsam das Aus der Beziehung. Indirekt kann auch kommuniziert werden, indem man verschwindet und förmlich untertaucht, oder es gibt Paare, die so tun, als ob sie noch zusammen wären. Baxter nennt das Pseudodeeskalation.

7. Die Beziehung wird beendet. Ob nun mit Zustimmung des Zurückgelassenen oder eben mit dessen Einsicht, dass der Sichtrennende nicht aufzuhalten ist.

Im beschriebenen Fall von Yvonne und Johannes ist es ein schleichender Prozess, der dann auch in einen kritischen Zwischenfall mündet, indem Johannes seiner Partnerin die Liebe zu einer anderen Frau gesteht. Dies hat zur Folge, dass Johannes seinen Trennungswunsch ausspricht und Yvonne vor vollendete Tatsachen stellt bzw. einige Tage später Yvonne auch mitteilt, dass die neue Partnerin in der achten Woche schwanger ist. Johannes verlässt daraufhin die Familie und das gemeinsame Haus und sucht mit der neuen Partnerin, die ebenso ihren Partner verlässt, eine gemeinsame Wohnung. Es gibt keinen einvernehmlichen Abschied, im Gegenteil, Johannes verschwindet und sucht keine weitere Konfrontation mit seiner vorherigen Partnerin und den gemeinsamen Kindern.

## 2.3 Trennungsforschung

In diesem Abschnitt beziehe ich mich auf soziologische Studien und die Forschungsarbeit von Judith Eckert, Cornelia Koppetsch und Eva-Maria Bub (2019; Eckert, 2021), die in einer Analyse zur Milieuspezifik von Trennungserzählungen Paare nach der Trennung interviewten. Anhand der Studien aus dem deutsch- und englischsprachigen Raum wird deutlich, dass die Trennung vor allem eine Identitätsbedrohung für beide Beteiligte darstellt. Wer sich trennt oder »getrennt wird«, sieht sich der Notwendigkeit einer neuen Selbst- und Wirklichkeitsdefinition ausgesetzt. Diesen Prozess zu reflektieren und dann eben auch zu integrieren gehört zu einer gesunden Trennungsbewältigung dazu. Wer eine Trennung durchläuft, erlebt sich mehr oder weniger in einer Art Auflösung. Erving Goffman (1967) prägte in diesem Zusammenhang den Begriff »beschädigte Identität«.

Eckert bezieht in ihrer Recherche Goffman mit ein, dem es in seinen Studien darum ging, herauszufinden, wie Menschen mit Verlust und Scheitern umgehen. Goffman beobachtete, dass Opfer eines Trickbetrugs neben dem finanziellen Verlust ebenso einen Gesichtsverlust erleiden. Dieser Gesichtsverlust bedroht das eigene Selbstbild, was wiederum zu eskalierenden Handlungen führen kann. Auf der Seite des Betrügers führt das in der Regel zu einer deeskalierenden Kommunikation. Er wirkt auf das Opfer ein, indem er es davon abhält, eine Szene zu machen oder die Polizei einzuschalten. Goffman sprach von Cooling-out-Prozessen. Diese Auskühlungsmaßnahmen verhelfen dem Opfer dazu, eine selbstbildverträgliche Redefintion der Situation vorzunehmen und sich mit dem erlittenen Verlust auszusöhnen.

Die Auflösung einer Zweierbeziehung hat einen ähnlichen Effekt. Einer Person wird die Rolle als würdiger Partner genommen. Sie wird dadurch beschämt und es finden im Zuge dessen in der Regel Auskühlungsmaßnahmen statt, damit sie die Trennung akzeptiert und sich damit zufrieden gibt, dass man gute Freunde bleiben will.

Trennungen haben für beide Partner oft finanzielle Folgen und beinhalten häufig einen wirtschaftlichen Verlust. Besitztümer müssen aufgeteilt, Wohnungen verlassen und neue bezogen werden. Dies führt zu Neuanschaffungen und oftmals auch zu Einkommenseinbußen aus unterschiedlichen Gründen. Hinzu kommt die erhöhte psychische Belastung und eventuell ein Statusverlust. Mit der Trennung ist oft noch nicht das Ende eingeläutet, sondern es beginnt eine Reihe von sozialen Belastungen, insbesondere wenn das Paar Kinder hat. Bei vorhandenen Kindern verschlechtert sich meist der Kontakt zum Vater viel stärker als zur Mutter, da bei einer Trennung nach wie vor die Mütter mehr Zeit für die Kinder zur Verfügung stellen. Freundeskreise, die für die soziale und psychische Stabilität vorher eine wichtige Rolle spielten, brechen weg, da je nach Loyalität der Kontakt nur zu einer Person gehalten wird. Die Studien zeigen auch, dass Getrennte in der Folge oftmals weniger Kontakt zu Paaren haben. Dies kann zur Vereinzelung und letztlich zu Vereinsamungsgefühlen führen. Gleichzeitig geht aus den Studien hinsichtlich der psychischen und physischen Gesundheit hervor, dass bei beiden ehemaligen Partnern – eben auch bei demjenigen, der die Trennung initiiert hat – über mehrere Jahre die Gesundheit durchschnittlich stärker durch Versagensgefühle, Selbstzweifel, Schuld-, Reue- und Hassgefühle oder Depressivität belastet ist als bei bestehenden Paaren (Beelmann, 1994; Werneck, 2004).

In diesen Studien wird auch deutlich, dass Trennung ein Stressful Life Event darstellt – ein kritisches Lebensereignis. Die Forschung geht davon aus, dass der Trennungsprozess sowohl negative Folgen hat als auch eine entwicklungspsychologische Komponente beinhaltet, da ein solcher Prozess mittelfristig zum persönlichen Wachstum beitragen kann (Filipp u. Aymanns, 2018).

Kritische Lebensereignisse stellen das Lebens- und Weltbild infrage und haben einen Einfluss auf das Selbstbild. Eine Trennung kann zur Folge haben, dass ich meine soziale Position in meinem Lebensumfeld verliere, damit einhergehend einen Verlust wichtiger Bezugspersonen, die mir unter anderem auch zur Selbstbestätigung gedient haben. Der vormals gemeinsame Lebensraum muss durch neue Weltsichten und Alltagsroutinen ersetzt werden. Das kann zu einer Lebens- und Sinnkrise führen und ist stark abhängig von der Art und Weise, wie ich das Scheitern deute.

»Gewöhnlich beschäftigen die Ereignisse, die zum Zusammenbruch geführt haben, die Gedanken der beiden getrennt lebenden Ehepartner noch Monate nach der Auflösung der Ehe. Wieder und wieder gehen sie in Gedanken durch, was schiefgegangen ist, rechtfertigen oder bedauern ihr Verhalten, wägen immer wieder die eigenen Worte und die des Ehepartners gegeneinander ab […]. Ganz allmählich kommen sie dann mit den Ereignissen ihrer Ehe ins Reine« (Weiss, 1980, S. 38 f.).

Wenn das eigene Weltbild infrage gestellt wird, dann wird auch das Bild von mir, mein Selbstbild, in Bewegung kommen. Die Zweierbeziehung hat auf beiden Seiten Identitäten über die Zeit ausgebildet und stabilisiert. Eine Zweierbeziehung einzugehen und sich zu verbinden bedeutet unbewusst auch, einen co-kreativen Prozess in Gang zu setzen. Durch das Du bildet sich mein Ich, und gemeinsam kreieren wir neue und hoffentlich inspirierende Erfahrungsräume. *Mein* Bezugsrahmen wird durch *deinen* Bezugsrahmen erweitert, vergrößert, und umgekehrt eben auch. Neue Begegnungsräume stimulieren die eigene Identität und die meines Gegenübers. Kommt es zu einer Trennung, erlebt man dies möglicherweise eben auch wie einen Rückbau, nicht nur räumlich, sondern auch innerlich. Mir wird etwas genommen, was mir lange Zeit sehr wertvoll gewesen ist. Was mich unterstützt und getragen hat. Was mich in meiner Entwicklung gefördert und in meiner Identität gestärkt hat. Das alles bricht weg. Diane Vaughan (1988) schreibt dazu: »Um auseinandergehen zu können, müssen die beiden Partner nicht nur ihren materiellen Besitz, sondern auch ihre Identität entflechten.«

Mich nach einer Trennung neu zu definieren, wird mir umso schwerer fallen, je kraftvoller die paarbezogenen Anteile mit der Identität verflochten waren – dies kann bis zu symbiotischen Verstrickungen reichen, die sich, entwickelt in der frühen Kindheit, in späteren Zweierbeziehungen reinszenieren (Biondi, 2021). Gab es stattdessen während der Zweierbeziehung große Anteile, die von Autonomie auf beiden Seiten bestimmt waren, gelingen eine Trennung und der damit verbundene Trennungsprozess möglicherweise leichter.

Zweierbeziehungen beinhalten somit einen identitätsstabilisierenden Aspekt, der wegbricht, wenn einer von beiden geht. Eine der größten Herausforderungen im Trennungsprozess scheint es zu sein, die Ich-Fragmente, die durch eine Trennung entstanden sind, wieder zusammenzusetzen. Auch in Begleitungsprozessen scheint dies ein Hauptanteil der eigentlichen Beratungs- und Coachingarbeit zu sein: dabei zu unterstützen und zu begleiten, damit sich das verletzte Ego (nun ohne den Partner) stabilisieren und neu definieren kann.

Neben der Identitätskrise wird das Beziehungsende oft auch als Beziehungsscheitern verstanden, nämlich den Erwartungen nicht gerecht geworden zu sein, die ich an mich selbst und die der andere an mich hatte. Auch wenn in unserer Gesellschaft eine öffentliche Normalisierung, Entproblematisierung und Entstigmatisierung von Trennung und Scheidung stattgefunden haben, haben der persönliche Aspekt und meine eigenen Erwartungen an mich selbst Gewicht. Trennung muss bis heute begründet werden und der, der sich trennt, hat auch einen Makel und hat in der Regel mit Schuldgefühlen zu kämpfen.

### *Jana und Lasse: Beispiel für die Auseinandersetzung mit Werten*

Derjenige, der die Trennung initiiert, befindet sich in der Auseinandersetzung mit seinen Werten. So wie bei Lasse und Jana, die während des Trennungsprozesses den Weg in meine Praxis fanden.

Lasse hat Jana nach neun Jahren Beziehung verlassen. Mit ihr hat er drei Kinder. Er hatte sich ein Jahr zuvor in eine andere Frau verliebt, die er auf diversen Fortbildungen immer wieder getroffen hatte.

Lasse: »Als ich Jana vor zehn Jahren kennenlernte, hatte ich das ganz klar auf dem Schirm, dass ich mit ihr alt werden würde. Dass wir gemeinsam unsere Kinder großziehen und später deren Kinder, unsere Enkel, begleiten würden. Ich war davon überzeugt, dass ich ein ehrlicher und aufrichtiger Partner für Jana sein kann, habe ihr das zugesagt, versprochen und ich war mir sicher, dass ich niemals fremdgehen würde. Ich war mir sicher, dass wir gemeinsam durch Höhen und Tiefen gehen und meine Loyalität nie infrage gestellt würde. Dass mir das nicht gelungen ist, macht mich fassungslos und am meisten bin ich von mir selbst enttäuscht.«

Dass Lasse die Initiative ergreift und sich trennt, bringt ihn in Konflikt mit seinen unterschiedlichen Identitätsaspekten, zum Beispiel ein guter, ehrlicher Partner und Familienvater zu sein. Da er nun seinen Erwartungen an sich selbst nicht entspricht, löst das einen Identitätskonflikt in ihm aus. Als derjenige, der sich trennt, muss er sich mit dem inneren Vorwurf auseinandersetzen, nur an sich gedacht zu haben und damit andere in eine leidvolle Situation zu bringen.

Lasse: »Ich habe meine und Janas Träume zerstört und auch meine Kinder enttäuscht und ich werde meinen Kindern nicht mehr der Vater sein können, der ich gerne gewesen wäre, eben zusammen mit ihrer Mutter.«

Derjenige, der verlassen wird, setzt sich in der Regel viel mit der Beschämung und der Scham auseinander, kein angemessener Partner für den anderen gewesen zu sein. Er nimmt sich oft als defizitär wahr und stellt das, was er für den Partner gewesen ist und wie er sich verhalten hat, immer wieder infrage.

Jana: »Ich frage mich ständig: Was muss ich für ein furchtbarer Mensch sein, dass er nicht bei mir bleiben kann, und was hat die andere, was ich nicht habe? Ich fühle mich so wertlos, und alle kommen zu mir und fragen, was denn falsch gelaufen ist. Dabei weiß ich das selbst nicht und schäme mich, dass der Weggang von Lasse mich so in den Mittelpunkt stellt und ich doch auch ganz oft nicht weiß, was wirklich passiert ist, dass das geschehen ist.«

Die Verletzung von Jana wird dadurch gesteigert, dass die neue Partnerin von Lasse um einiges jünger und sehr, sehr sportlich ist. Sie hat kein abgeschlossenes Studium wie Jana und verbringt viel Zeit in Bars und Clubs der Stadt.

Beide, Lasse und Jana, sind durch die Trennung in einer Identitätskrise, verbunden mit einem Verlust an Selbstwertgefühl und einem Verlust des Ansehens im Lebensumfeld. Beide verwenden in einem gemeinsamen Gespräch in meiner Praxis viel Zeit darauf, die Bekanntgabe der Trennung sorgfältig vorzubereiten, um jeweils das familiäre Umfeld und den gemeinsamen Freundeskreis am besten auf die eigene Seite zu ziehen.

Eine Identitätskrise stellt die Zukunft infrage und fordert beide Seiten heraus, ein neues Lebenskonzept zu entwerfen. Sich neu zu organisieren. Für den Verlassenen geht es dann vor allem darum, es dem Trennungswilligen gleichzutun. In unserem Beispiel ist es jetzt auch an Jana, sich zu »entlieben« und einen freundschaftlich- respektvollen Umgang mit Lasse zu entwickeln und bestenfalls sich auch wieder neu zu verlieben.

Jorge Bucay (2013) beschreibt dies sehr gut: In einer Identitätskrise sollten wir uns drei Fragen stellen: »Wer bin ich? Wohin gehe ich? Und mit wem?« Eben diese Fragen gilt es nun auch nach einer Trennung zu bearbeiten. Und Eckert (2021, S. 397) formuliert treffend: »Für die Getrennten stellt sich die Aufgabe, das Geschehene zu ordnen und die gescheiterte Beziehung neu zu definieren. Die zweite zentrale Bewältigungsaufgabe stellt die ›Reparatur‹ der, mit einem späteren Begriff Goffmans gesprochen, ›beschädigten Identität‹ dar. Es ist anzunehmen, dass der ›Reparaturbedarf‹ mit der Anzahl und Bedeutung der Rollen, die die Akteure innehatten, steigt: Je institutionalisierter die Beziehung, desto mehr ›Rollentode‹ drohen, desto mehr wird das Beziehungsscheitern begründungspflichtig und desto stärker fällt die Identitätskrise aus.«

Das Umfeld, in dem sich die Zweierbeziehung bewegt und in dem es zur Trennung kommt, wird in der Trennungsforschung differenziert in individualisierte und traditionelle Milieus. In der Regel finden sich in einem individualisierten Kontext Vertreter aus dem akademisch gebildeten Bereich mit einem hohen Bedarf an Selbstverwirklichung – vor allem im beruflichen Feld. Dies gilt auch für die Freizeitgestaltung und zeigt sich häufig in einem alternativen Lebensstil. Paare, die durch eine hohe Individualisierung geprägt sind, leben vor allem in Großstädten oder in alternativen Lebens- und Wohnformen in ländlich geprägten Gebieten.

### *Jana und Lasse: Beispiel einer Zweierbeziehung mit hoher Individualisierung*

Jana und Lasse sind für einen solchen Kontext ein gutes Beispiel. Zum Zeitpunkt der Trennung sind beide Anfang dreißig. Jana hatte, bevor sie die Beziehung mit Lasse einging, bereits ein Kind von einem anderen Partner. Nach der Verlobung mit Lasse kam bald ein erstes gemeinsames Kind in die Beziehung, später noch ein zweites. Beide waren nach wenigen gemeinsamen Jahren für eine Öffnung der Zweierbeziehung und ließen jeweils dem Partner die Möglichkeit, auch andere Sexualpartner zu genießen. Wobei Lasse schon vor Jana solche Erfahrungen gemacht hatte und eher die treibende Kraft im Bereich der Sexualität war. Sie teilten sich die Kindererziehung und hin und wieder auch mal den einen oder anderen Sexualpartner. In diesem offenen Prozess lernte Lasse seine neue Partnerin kennen. Am Anfang bestand nur eine sexuelle Verbindung, die sich dann doch als neue Liebe entpuppte. Lasse präsentiert sich in den Beratungsprozessen als jemand, dem es unendlich leidtut und der sich auch schuldig fühlt.

**In einem individualisierten Umfeld stehen oft die eigenen Emotionen und Bedürfnisse an erster Stelle und dienen als Orientierung für die eigene Weiterentwicklung.**

Im späteren Auflösungsprozess und während der Verarbeitung der Trennung beschreibt Lasse, dass er immer wieder in all den Jahren Zweifel hatte, ob Jana wirklich die richtige Frau für ihn sei. Aus meiner Sicht entwickelt er ein für ihn stimmiges neues Narrativ. Seine Gefühle für Jana seien von Jahr zu Jahr weniger geworden und er habe sich zunehmend als unfrei und unlebendig in der Zweierbeziehung erlebt. Als er sich immer mehr in die neue Partnerin verliebt, spürt er sich selbst wieder stärker und was er an eigenen Bedürfnissen zugunsten der Partnerschaft aufgegeben hat. Er formuliert dies einige Male in dieser Art: »Ich habe mich nicht mehr als ich, Lasse, gefühlt. Mehr als ein Abbild von etwas. Nicht mehr authentisch.« Das neue Glück will er nicht mehr loslassen. Deutlich wird im Prozess der Begleitung von Lasse, dass die neue Beziehung einige emotionale Aspekte viel mehr abdeckt und dass die Resonanz, die zwischen Lasse und Jana am Anfang wohl noch vorhanden war und die im offensichtlich turbulenten Alltag der beiden verschwand, nun mit der neuen Partnerin wiedererweckt und geteilt werden kann.

**Für individualisierte Milieus scheinen die eigenen Gefühle Handlungen in Richtung Trennung zu legitimieren.**

Lasse fügt wiederholt hinzu, dass er die Beziehung nicht leichtfertig aufgegeben habe, sondern dass er Jana immer wieder auf die gefühlten Defizite ansprach und gleichzeitig erleben musste, dass es eben nur beim Darüberreden blieb, weil die Kinder und ihre Entwicklung dann doch wieder alles überlagerten. Auch wenn er gemeinsame Paarzeiten initiierte, fanden sie letztlich verkürzt oder gar nicht statt. Und wie bei vielen, die sich als Trennungsinitiator begreifen, spielt auch Lasse viele Male durch, was er, bevor es zur Trennung kam, noch hätte anders machen können – im Sinne von Selbstverantwortung. Offene Schuldzuweisungen in Richtung Jana finden nicht statt. Dies erlebe ich auch bei Jana.

Auch Jana macht keine offenen, offensiven Schuldzuweisungen. Vielmehr schreibt sie Lasse etwas Träumerisches im Blick auf die Zweierbeziehung zu. Er habe oft von einer aus ihrer Sicht idealisierten Zweierbeziehung geschwärmt, die sie so noch nirgendwo beobachtet oder erlebt habe. In der späteren Begleitung in meiner Praxis spricht sie mehr davon, »dass es nicht gepasst hat«. Dass ihre Beziehungsvorstellungen nicht zusammenpassten. Dass sie das für sich im Rahmen ihres Narrativs so entwickelt, hilft Jana, sich nicht mehr als eine furchtbare, schreckliche, unausstehliche Partnerin wahrzunehmen und zu definieren. Sie kann dadurch in ihrem intrapsychischen Prozess einen Teil ihres eigenen Selbstbilds stabilisieren. »Natürlich«, sagt Jana, »hatte ich auch die Phasen, in denen ich stark von meinen eigenen Antreibern überrollt wurde, im Sinne von ›Ich habe es einfach nicht recht gemacht, hätte noch gefälliger sein müssen‹. Und ja, nach drei Kindern ist mein Körper eben auch nicht mehr entsprechend definiert und perfekt.« Diese Tendenz kommt am Anfang stark durch und führt hin und wieder auch zu Verzweiflung und massiven Selbstabwertungsprozessen, die Jana an manchen Tagen förmlich überfluten. Doch im Unterschied zu Lasse ist Jana viel intensiver in einem reflexiven Prozess. Ihr Handeln ist weniger emotionsgeleitet, sondern stärker rational durchdrungen. In diesem Reflexionsprozess ist auch schon ein Ausblick in die Zukunft enthalten. Sie nennt Aspekte, die sie in einer neuen Beziehung anders gestalten würde im Sinne von Grenzen klarer zu setzen, und sie beschreibt auch, dass sie an ihren eigenen Themen weiterarbeiten will. Lasse will daran arbeiten, noch authentischer in Bezug auf seine Gefühle zu leben, Jana hingegen will zukünftig reflektierter handeln.

In individualisierten Kontexten geht es um Authentizität und Passung, die sich oft handlungsleitend darstellen. Ebenso spielt die Art der Kommunikation eine große Rolle, besonders in Bezug auf Gefühle, Bedürfnisse und Alltagssorgen. Darüber zu reden und sich austauschen zu können und somit auch in einen Resonanzraum einzutreten, in dem beide innerhalb eines co-kreativen Prozesses auch neue Beziehungserfahrungen sammeln, scheint ein Faktor für gelingende Zweierbeziehungen zu sein. Gleichsam geht es Paaren in individualisierten Milieus darum, nicht nur an der Eisbergspitze zu arbeiten, sondern auch zu verstehen, was unter der Oberfläche an unbewussten Prozessen im Sinne von Projektionen, Übertragungen und Reinszenierungen alter Beziehungsmuster abläuft. Trennungen werden als Reflexionsmöglichkeit verstanden, um sich selbst, die anderen und die Zweierbeziehung als Ganzes zu reflektieren, zu verstehen und ein eigenes Narrativ zu gestalten. Dieses Narrativ mildert den Schmerz in der Regel ab und stabilisiert den eigenen Selbstwert.

In traditionellen Kontexten werden Trennungen und Trennungsprozesse anders interpretiert. Menschen aus diesem Umfeld gehen größtenteils Ausbildungsberufen nach oder haben sich in regionalen Fachhochschulen weiterqualifiziert. Das Leben findet vermehrt in Kleinstädten und Dörfern statt und es gibt eine Reihe von Netzwerken innerhalb der im Umfeld lebenden

Verwandtschaft und Nachbarschaft. Häufig findet sich in diesen Zweierbeziehungen eine traditionelle Form der Arbeitsteilung.

### *Bernd und Annika: Beispiel einer traditionell geprägten Zweierbeziehung*

Bernd und Annika kommen aus demselben Ort. Sie sind dort groß geworden und phasenweise auch in dieselbe Gesamtschule gegangen. Sie waren über 15 Jahre ein Paar und haben sich schon als 16- und 18-Jährige befreundet. Annika startete nach dem Hauptschulabschluss eine Ausbildung zur Verkäuferin im Einzelhandel, Bernd ging zur Bundeswehr und verpflichtete sich auf vier Jahre. Nach den vier Jahren holte Bernd bei der Bundeswehr seinen Realschulabschluss nach und wurde anschließend in Auslandseinsätzen als Sanitäter eingesetzt. Als er die Auslandseinsätze aufgrund eines traumatischen Einsatzes beendete, heirateten Annika und Bernd. Sie suchten sich in der Kleinstadt eine gemeinsame Wohnung. Vier Jahre später bekamen sie einen Sohn und organisierten eine größere Wohnung im selben Ort. Regelmäßig bekamen sie an Wochenenden Besuch von den Eltern, und man grillte und trank oft gemeinsam. Phasenweise war Annika arbeitslos und kümmerte sich hauptsächlich um den Haushalt und die Erziehung ihres gemeinsamen Sohnes. Bernd konnte über die Bundeswehr zusätzliche Weiterbildungen machen und arbeitet seitdem vor Ort für die Bundeswehr, in seiner Freizeit bietet er für das DRK Erste-Hilfe-Kurse an. Annika bekam in der Zeit ihrer Arbeitslosigkeit zunehmend Konflikte mit ihren Eltern, aber auch mit Bernd, da er sie in diesen Auseinandersetzungen nicht unterstützte.

Irgendwann fand Annika wieder eine Arbeitsstelle und verliebte sich dort in einen ihrer Arbeitskollegen. Die anfängliche Verliebtheit von Annika wurde nach einigen Monaten von ihrem Arbeitskollegen erwidert. In diesem Moment suchte sie das Gespräch mit Bernd und gestand ihm ihre neue Liebe. Bernd zog umgehend aus dem gemeinsamen Schlafzimmer ins Wohnzimmer und übernachtete ab sofort auf dem Sofa. Dem äußerlichen Rückzug folgte auch der innerliche. Annika verbrachte nun sehr viel Zeit mit ihrer neuen Liebe. Ihre Eltern bedrängten Bernd, die Situation in die Hand zu nehmen und die Trennung voranzutreiben.

In den getrennt stattfindenden Gesprächen nach der Trennung beschwert sich Annika, dass Bernd einfach nicht seinen Mann in vielerlei Bereichen gestanden habe. Besonders wütend macht sie, dass er sich nicht auf ihre Seite gestellt hat während der vielen Konflikte mit ihren Eltern. Sie sieht darin den Grund für das Scheitern der Partnerschaft. Für die finanziellen Probleme, die sich über viele Jahre durch die Partnerschaft zogen, gibt sie Bernd die alleinige Schuld, da er auch hier nicht seinen Mann gestanden habe. Dass sie kaufsüchtig sein könnte, da der Keller der gemeinsamen Wohnung voll steht mit gekauften Sachen, die nie ausgepackt wurden, kann Annika nicht nachvollziehen – obwohl sie monatlich Produkte im Wert zwischen 500 und 800 Euro erworben hat. Meistens hat sie Bernd von den Käufen nichts erzählt und sie, nachdem sie geliefert wurden, in den Keller geräumt. Dass der neue Liebhaber sie so übermannt habe, daran sei nur Bernd schuld, der einfach kein ganzer Kerl sei und nach den Einsätzen im Ausland oft auch im Bett seinen Mann nicht mehr stehen konnte. Sie formuliert, dass es ganz klar Bernds Aufgabe gewesen wäre, Grenzen zu setzen und auf den Tisch zu hauen, als sie ihm erzählte, dass sie sich verliebt habe. »Das Gegenteil hat er gemacht und ist abgetaucht, hat nicht um mich gekämpft, wie es sich gehört.« Dass er nicht um sie gekämpft hat, interpretiert Annika so, dass Bernd sie schon lange nicht mehr geliebt habe. Annika ist nicht bereit, ihren Teil der Entfremdung innerhalb der Zweierbeziehung zu sehen, sondern sieht die alleinige Schuld in Bernds Schwäche als Mann. Dass sie jetzt viel, viel glücklicher mit dem Arbeitskollegen ist als vorher mit Bernd, bestätigt ihre Haltung zum Grund der Trennung.

Bernd erzählt mir in den gemeinsamen Gesprächen eine ganz andere Geschichte – vor allem hinsichtlich der Gründe für die Trennung. Seine Wahrnehmung der Ereignisse beinhaltet, dass Annika lange Zeit die Beziehung zum Arbeitskollegen verheimlicht habe. Er beschreibt sich als denjenigen, der die Zweierbeziehung gehalten und ihr Stabilität gegeben habe. Er habe dafür gesorgt, dass ausreichend Geld auf dem Konto war, er habe viel Zeit mit dem gemeinsamen Sohn verbracht, während sie offensichtlich in dieser Zeit ihr Techtelmechtel hatte. Und statt dass sie ihm den Rücken freihält und ihn nicht mit hineinzieht in die Konflikte mit ihren Eltern, macht sie ein Riesenfass auf und zerstört die so lange geglaubte, von Bernd wahrgenommene Familienharmonie. Klar wird auch in den Gesprächen in meiner Praxis, dass Annika von Bernd nicht ausreichend Anerkennung in Bezug auf Haushalt und Kindererziehung erhalten hat, denn er wertet die Arbeit von Annika zu Hause in einer Reihe von Monologen ab. Sie sei auch keine gute Mutter gewesen. Oft habe sie für den gemeinsamen Sohn nur Fertiggerichte gekocht, für sich selbst vegetarisch und für ihn abends gar nichts. Beide bleiben in ihren Erzählungen konstant in ihren Rollen und zeigen keine Bereitschaft, das eigene Verhalten zu reflektieren. Dass die Beziehung ein Ende findet, machen sie jeweils am Verhalten und an der mangelnden Veränderungsbereitschaft des anderen fest.

In traditionell geführten Zweierbeziehungen sind die Geschlechterrollen sehr klar umrissen und definiert. Diese gilt es zu erfüllen, dann funktioniert auch die Zweierbeziehung. Authentizität und Passung spielen kaum eine Rolle im Vergleich zur individualisierten Paarbeziehung. Rollen sind dazu da, sie auszufüllen und zu erfüllen. Es gibt kaum einen gestalterischen Anspruch. Auch das Lebensumfeld interpretiert vielfach, dass einer von beiden in seiner Rolle versagt hat. Die Schuld liegt beim Gegenüber und die Schuldklärung wird unterfüttert mit vielen Geschichten,

Anekdoten und Abwertungen. Es geht wenig darum, sich selbst zu hinterfragen, sondern vielmehr dient das gebildete Narrativ dazu, sich auf die Schulter zu klopfen und sein Selbst zu entlasten. Schließlich hat man sich nichts vorzuwerfen und eigentlich hat man alles richtig gemacht.

Eckert (2021, S. 407) formuliert in ihrer Studie Folgendes für den individualisierten Kontext: »Die Suche nach einer ›inneren Wahrheit‹ stellt sich als aufwendiger Prozess dar, bei dem konkrete Beobachtungen, Erlebnisse und Konflikte aus dem Paar-Alltag auf ihre tieferliegenden Ursachen zurückgeführt werden sollen. Dieses Verständnis hat Folgen dafür, wer als ›cooler‹ infrage kommt und was deren spezifische Aufgabe ist. Zwar wird die innere Wahrheit in den Personen und ihren Biografien verortet, einem Territorium also, zu dem andere keinen Zugang haben. Jedoch können andere auf Basis der verfügbaren Informationen Interpretationsangebote unterbreiten oder eigene Interpretationen anregen und abstützen. Wird externe Hilfe bei der Trennungsbewältigung benötigt, erscheinen professionelle Persönlichkeitsdeuter*innen und Expert*innen für die zwischenmenschliche Kommunikation wie Psychotherapeut*innen und Expert*innen – die Goffman (1952, S. 461) als ›the society's cooler‹ bezeichnet – eine gute Adresse.«

Sich selbst in einen solchen Prozess zu begeben hat sicherlich Vor- und Nachteile. Es kann den eigenen Entwicklungs- und Identitätsprozess unterstützen und den neuen Lebensabschnitt und die Wege, die gegangen werden, erleichtern. Der Nachteil könnte darin liegen, dass man sich auch in einen unendlichen Strudel des Grübelns und der Suche nach Fehlern begeben kann und kein Ende findet bzw. irgendwann stecken bleibt im Schmerz und in der Trauer.

Für den traditionellen Kontext beschreibt Eckert (2021, S. 408): »Im traditionalen Milieu gestaltet sich die Lage anders. Da die eigene Geschlechtsrollenperformanz sowie diejenige der

Ex-Partner*in im Fokus stehen – und damit Handlungen, die für Beobachter*innen unmittelbar sichtbar sind –, stellen Augenzeug*innen aus dem unmittelbaren Umfeld die primären ›cooler‹ dar. Ihre Aufgabe besteht darin, die eigene Normkonformität sowie den Normbruch der anderen Person zu bestätigen – auch durch das Einbringen weiteren belastenden ›Materials‹.«

Annika formuliert das in einem unserer letzten Gespräche auch noch einmal, indem sie Zeuginnen aus ihrem Freundeskreis zitiert: »Meine Freundinnen haben immer gesagt, der hat keine Eier in der Hose, hat jede gesagt.« Wenn genügend Zeugen mobilisiert sind, die die eigene Version der Geschichte bestätigen, dann lässt sich häufig die Trennung in traditionellen Kontexten gut bewältigen. Der Grund dafür liegt auf der Hand: Ich selbst muss mich eigentlich nicht infrage stellen.

Ich erlebe in meiner Arbeit mit Paaren, dass die Trennung aus genannten Gründen im traditionellen Kontext einfacher verarbeitet und damit auch der andere einfacher losgelassen wird. Unabhängig davon gelingt eine erfolgreiche Krisenbewältigung dann gut, wenn ich bereit bin, mein Selbst neu zu definieren, also mich mit mir auseinandersetze und gleichzeitig ein Umfeld um mich herum habe, das mich in meinem Trennungs- und Abschiedsprozess stärkt, begleitet und unterstützt. Gut ist am Ende, wenn beide der Trennung auch noch einen Sinn geben können. Wozu ist mir das passiert und was kann meine Lernerfahrung für mich und mein Selbst sein?

# 3 Praxisberichte

## 3.1 Maya und Kai: Intrapsychischer Prozess

Wer bin ich jetzt und wer werde ich sein, wenn ich gehe und unsere Zweierbeziehung verlasse? Die soziologische Forschung spricht von Auflösungstendenzen. Trennung ist kein einmaliges Event, sondern oft ein langwieriger Abgleichungsprozess zwischen dem, was ich will, und dem, was ich nicht mehr will.

Kommt es in diesem Abwägungsprozess zu einem Ungleichgewicht und erscheint der Nichtgewinn in der gegenwärtigen Paarbeziehung groß und etwas Neues gewinnbringender, bewegt sich einer der Partner in Richtung eines Auflösungsprozesses. Häufig unbemerkt für das Gegenüber und manchmal nur vorbewusst für den, der irgendwann die Zweierbeziehung verlässt.

Die Entscheidung, eine Zweierbeziehung zu beenden und die Trennung zu verbalisieren, ist nur ein Augenblick in einer Kette von quälenden, manchmal monatelang anhaltenden gedanklichen und emotionalen Wiederholungsschleifen. Wie ein solcher Prozess aussehen kann, beschreibe ich am Beispiel von Maya und Kai.

Sie haben sich mit Ende zwanzig in einer Großstadt kennengelernt. Erst haben sie sich unregelmäßig getroffen, sich angenähert und wie so häufig Gemeinsamkeiten entdeckt. Beide haben einen spirituellen Hintergrund, es gab wenig Beziehungsvorerfahrungen und ein von beiden Seiten zögerliches Sich-aufeinander-Einlassen. Beide haben ein geisteswissenschaftliches Studium abgeschlossen, Kai arbeitet auf diesem Hintergrund in einer Einrichtung, Maya hat sich durch Zusatzausbildungen weiterqualifiziert und arbeitet in Teilzeit. Bewusst arbeiten beide nicht mit einem vollen Stellenumfang, sondern nutzen von jeher freie Zeitfenster, um sich kreativ in unterschiedlichen Bereichen auszuprobieren und damit eine Teilselbstständigkeit zu verfolgen. Seit drei Jahren sind sie Eltern und kümmern sich abwechselnd um ihre gemeinsame Tochter.

Der erste Kontakt mit mir entsteht über eine Weiterempfehlung und eine E-Mail von Maya an mich. Sie beschreibt, dass sie und ihr Mann in eine akute Ehekrise geschlittert seien und dringend die Möglichkeit einer Paarberatung in Anspruch nehmen wollen. Seit neun Jahren seien sie ein Paar und seit etwa drei Jahren verheiratet. In der E-Mail erörtert sie dann ihre Sicht der Situation und erzählt, dass das Thema »Nähe und Autonomie« beide von Anfang an begleitet. Bevor sie sich kennenlernten, war er in einer Psychotherapie, um Traumata aus seiner Kindheit zu bearbeiten, die aus ihrer Sicht nach wie vor eine große Rolle spielen. Maya hebt hervor, dass sie die erste Frau sei, mit der Kai länger in einer Zweierbeziehung bleiben konnte. In den vergangenen Jahren seien jedoch tiefe Nähe, Aussprache und klare Kommunikation nur sehr bedingt möglich gewesen, worunter sie stark gelitten habe. Sie sei davon ausgegangen, dass dies aufgrund seiner Vergangenheit so sei, und habe die Hoffnung gehabt, über die Jahre mit Kai weiterzukommen. Nun habe sich vieles so entwickelt, dass er sich immer mehr von ihr distanziert habe, bis er vor einigen Monaten Gefühle für eine andere Frau entwickelte. Maya macht sich selbst viele Vorwürfe und geht davon aus, dass es schon irgendwann wieder »klick« machen würde, wenn sie ihm Raum gibt und nichts einfordert. Sie schreibt, dass Kai den Wunsch habe, an der Beziehung festzuhalten. Eventuell ist das allerdings mehr eine Hoffnung von ihr als der explizite Wunsch von Kai.

Beide, so schreibt sie, wünschen sich eine starke Familie für die gemeinsame Tochter und auch noch ein zweites Kind. Sie schließt die E-Mail mit den Zeilen: »Leider sieht es so aus, dass er für mich keinerlei Nähe mehr empfindet und ich somit noch mehr verletzt werde und nicht weiß, wie ich das aushalten soll. Ich habe eine große Wut in mir und weiß mir damit nicht zu helfen.«

Ich verabrede zeitnah einen Termin mit meiner Partnerin und dem Paar. Nach Möglichkeit nutzen wir die Chance, zu zweit mit Paaren zu arbeiten. Anhand der Geschichte von Maya und Kai entfalte ich nun den Auflösungsprozess, den Zweierbeziehungen durchlaufen.

In vielen Zweierbeziehungen beginnt bei einem der beiden Partner ein intrapsychischer Prozess: ein innerer Dialog des Abwägens und Wahrnehmens eigener und der Bedürfnisse des Gegenübers. Dabei entsteht die subjektive Überzeugung, dass die Passung nicht mehr gegeben ist. Derjenige, der abwägt, fokussiert vor allem das Verhalten des Partners oder der Partnerin. Die negativen Seiten der Beziehung werden in den Blick genommen. Vielfach wird eine – kein schöner Begriff – Gewinn-Verlust-Rechnung aufgemacht. Erst im Geiste, manchmal auch im ganz praktischen Führen von Listen. Manchmal ist diese intrapsychische Phase auch schon von einem Übergangsobjekt durchzogen. Ein One-Night-Stand oder eine dauerhafte Außenbeziehung – die eventuell ebenso auf der Gewinn-Verlust-Liste landet. Dieses Abwägen und die daraus resultierende Gewissheit, dass die Beziehung vermutlich keine Zukunft hat, führt zu einer nächsten Phase im Ab- und Auflösungsprozess.

In der Geschichte von Maya und Kai hat der intrapsychische Prozess schon vor mehreren Jahren begonnen. Deutlich wird das in der Beschreibung des Rückzugs von Kai. Er ist seit längerer Zeit schon zunehmend spürbar auf Distanz gegangen. Beziehung, Dialog, Kontakt und Resonanz in der Begegnung mit dem Gegenüber werden vermieden. Gleichzeitig hat Kai eine neue Frau im beruflichen Umfeld näher kennengelernt, hier und dort eine zufällige Begegnung bei gleichzeitiger Bewunderung für die Andersartigkeit dieser Person im Vergleich zur Partnerin. Es kommt zu Verabredungen, die nicht innerhalb der Zweierbeziehung transparent gemacht werden. Es werden Briefe geschrieben und Nähe erscheint mit ihr möglicher als mit der Partnerin. Bis dahin, dass es körperlich intim wird und eben auch zu intensiv gelebter Sexualität kommt. Gleichzeitig bleibt Kai im Rahmen der Zweierbeziehung mit Maya auf Distanz zu ihr und teilt mit ihr nicht die neuen Erfahrungen und Möglichkeiten. Intrapsychisch finden bei Kai der eben beschriebene Abgleich und die Gewinn-Verlust-Rechnung statt.

Als Maya und Kai zu uns kommen, ist vieles von dem, was ich beschreibe, nicht offengelegt. In dieser Phase ist die offizielle Verlautbarung, dass es keine Außenbeziehung sei und werde, sondern dass sie gute Kollegen seien, die ab und zu gemeinsam Kaffee trinken gehen. Kai beschreibt, dass er die Kollegin sehr attraktiv, sportlich und körperlich spannend findet. Sie macht, im Vergleich zu seiner Partnerin Maya, fast täglich Sport und gibt Trainings in einem Fitnessstudio.

Mit dieser ersten gemeinsamen Paarberatung läutet Kai, ohne dass er es so formuliert, die zweite Phase der Auflösung der Zweierbeziehung ein.

Paare sehen in einer Paarberatung die Möglichkeit, die Kommunikation zu verbessern. Die Kommunikation in Zweierbeziehungen verbessern ist ein zweischneidiges Schwert. Dies kann nicht nur Konsens, sondern Dissens hervorbringen. Die Kommunikation zu intensivieren beinhaltet auch, unüberbrückbare Gegensätze wahrzunehmen. Reden bleibt ein riskantes Unterfangen in der Phase zwei, nach Duck (1982; siehe Kapitel 2.2) die dyadische Phase. In der Regel kommt es zur Kommunikation und eben auch zur Konfrontation. Die erste Phase, die intrapsychische nach Duck, ist geprägt von der inneren Haltung: Ich halte es nicht mehr aus! Die zweite Phase bedeutet in der Konsequenz: Ich ziehe mich mit gutem Recht zurück!

Sie werden vielleicht denken, noch mehr Distanz geht doch eigentlich nicht mehr. Der Unterschied liegt jedoch darin, dass die Distanz in der intrapsychischen Phase verdeckt und intransparent ist, sich nicht kommuniziert entwickelt. Hingegen ist in der zweiten Phase nun die Partnerin zu großen Teilen involviert und informiert darüber, dass das Gegenüber wenig bis gar keine Bereitschaft mehr hat, in die Zweierbeziehung zu investieren. In dieser Phase beginnt das Aushandeln: Wer schläft wo – der Auszug aus dem gemeinsamen Schlafzimmer, die Überlegung, übergangsweise bei Bekannten unterzukommen, oder auch die gemeinsame Entscheidung, ein Zimmer zu nehmen, in der Hoffnung, dass doch noch was geht und sie sich wiederfinden.

Auch bei Maya und Kai ist das ein Teil des Beratungsprozesses im zweiten Gespräch. In diesem Gespräch wird auch die Ambivalenz in Kai sichtbar und fühlbar. Er ist zerrissen und wirkt dieses Mal nicht so klar wie in der ersten Begegnung. Gleichzeitig zeigt er wenig bis keine intrinsische Motivation, in eine gemeinsame Zukunft zu investieren. Diese beschriebene Ambivalenz begleitet vor allem diejenigen, die sich trennen wollen. Und diese Ambivalenz hört mit dem Tag der Trennung nicht automatisch auf. Sie bleibt eine ganze Weile und erst wenn die Zweierbeziehung viele Monate oder Jahre hinter einem liegt, lässt sie endgültig nach.

## 3.2 Yvonne und Johannes: Was geschieht mit dem Selbst, wenn eine Zweierbeziehung durch Trennung beendet wird?

Trennungen sind Kristallisationspunkte, an denen ich mit meinen biografischen Skriptbotschaften und Glaubenssätzen konfrontiert werde. Sie führen zum Ursprung dessen, was mir in den frühen Kontakt- und Beziehungsabbrüchen begegnete. Sie fokussieren, was in mir heil werden will.

Wenn zwei Menschen sich miteinander verbinden, entstehen, ohne dass es eine böse Absicht dahinter gibt, Abhängigkeiten, Verschmelzungen und gesunde und ungesunde Bindungsprozesse, die sich in der Regel zwischen den Polen Unabhängigkeit versus Abhängigkeit oder auch Autonomie versus Symbiose bewegen. All das benötigt es nun mal, um sich aufeinander einzulassen, Entwicklung und Bindung gemeinsam zu erfahren und Vertrauen zu entwickeln. Nähe wird auf unterschiedlichen Ebenen hergestellt und ebenso werden auf unterschiedlichen Ebenen Verbindlichkeiten generiert. Wenn dann der Moment kommt, wo der eine sich vom anderen endgültig lösen will, stellt sich die Frage: Wer bin ich eigentlich ohne diesen Menschen an meiner Seite?

Es gibt Menschen, die fühlen sich nach einer Trennung nur noch als halber Mensch. Wenn sie auf Feste und Partys gehen, fehlt etwas, was vorher wie selbstverständlich vorhanden war. Auch wenn ich als zwei Einzelpersonen auf eine Veranstaltung gehe, werde ich sehr wohl als Paar wahrgenommen. Was passiert also mit uns, wenn die Trennung ausgesprochen wurde? Was passiert mit unserem Selbst und warum löst eine Trennung bei vielen Menschen eine Identitätskrise aus?

Die Intersubjektivitätstheorie besagt, dass zwei Subjekte einen intersubjektiven Raum miteinander kreieren, indem sie sich aufeinander beziehen, miteinander in Kommunikation und

Dialog treten und somit eine neue gemeinsame Beziehungserfahrung generieren. Jeder übt dadurch auf den anderen einen nicht geringen Einfluss aus. Als Paar in einer Zweierbeziehung partizipieren wir aneinander, lernen und entwickeln uns aneinander. Stoßen uns teilweise die Hörner am Gegenüber ab. Wenn eine Beziehung endet und die damit verbundene gegenseitige Abhängigkeit zerbricht, muss der Einzelne einige oder manchmal auch alle bisherigen Selbstbilder aus der Zweierbeziehung aufgeben bzw. verändern.

Die Forschung definiert das Selbstkonzept als das Gefühl einer Person für »mich«. In der Regel ist damit gemeint, dass und wie ein Mensch »sich selbst« als einheitliches, autonom denkendes und handelndes Wesen wahrnimmt, also als ganze Person, als Persönlichkeit. Von dem US-amerikanischen Psychologen William James stammt die Unterscheidung zwischen dem »Ich« und dem »Mich«. Diese Unterscheidung wird etwa deutlich in dem Satz: »Ich nehme mich wahr.« Das »Ich« wird als der innere Beobachter verstanden, als das Kern-Selbst, als der Wissende und Wahrnehmende. Das »Mich« ist das wahrgenommene Ich, das Selbstbild, das Selbstkonzept, das beobachtete bzw. gewusste »Ich«.

Der Begriff des »Ich«, also des Kern-Selbst, des inneren Beobachters, ist eng verknüpft mit dem Konzept des freien Willens, der uns eine gewisse Souveränität gegenüber den Anforderungen der äußeren Situation, unseren Konditionierungen und Trieben verleiht. Auch wenn äußere Anforderungen an uns herangetragen werden, auch wenn wir Konditionierungen unterliegen, auch wenn wir den Andrang biologischer Triebe erleben, so sind wir diesen doch nicht ausgeliefert. Wir können uns beispielsweise entscheiden, uns einem äußeren Druck entgegenzustellen oder uns unseren Konditionierungen oder Trieben entgegengesetzt zu verhalten, wenn wir einem Wert, der uns wichtiger ist, eine höhere Priorität geben.

Das »Mich«, also unsere Vorstellung von der Person, die wir sind, von unseren Charaktereigenschaften, Fähigkeiten und Schwächen, Erfahrungen, Wünschen und Ängsten, also unsere Identität, entwickelt sich im Laufe unseres Lebens. Es verändert sich lebenslang weiter, und es verändert sich auch je nach Kontext, Situation und Funktion. Im Beruf sind und fühlen wir uns in unserer professionellen Rolle anders als auf einer Familienfeier und wieder anders, wenn wir in unserer Freizeit einer sportlichen Betätigung nachgehen.

Das Selbst umfasst das physische Erscheinungsbild, materielle Zugehörigkeiten, Rollen, Prototypen, Skripte, Einstellungen, Überzeugungen und Eigenschaften, von denen der Einzelne denkt, dass sie für ihn charakteristisch seien. Das Selbstkonzept ist grundlegend sozial orientiert und definiert. Es wird als dynamisches Spiegelbild sowohl der sozialen Welt, in der sich der Einzelne befindet, als auch der Beziehungen, die er mit anderen in der Welt unterhält, verstanden. Insbesondere das Selbst der Liebespartner ist oft stark miteinander verwoben, und die Grenzen zwischen den Selbstkonzepten der Einzelnen verschwimmen. Leidenschaftliche Partner verwenden in Zweierbeziehungen eher Redewendungen in der ersten Person Plural (d. h. wir, uns, unser, unsere), berichten von einer größeren Bedeutung der Partnerschaft für ihr Leben und geben eine größere Überschneidung zwischen ihrem eigenen Selbstkonzept und dem ihres Partners an. Die subjektive Erfahrung, sich in ein Gegenüber zu verlieben, erhöht die Anzahl der Aspekte, die Individuen als Teil ihres Selbst betrachten. Verheiratete Personen beispielsweise erleben Irritationen, wenn sie versuchen, zwischen dem Selbst und dem anderen zu unterscheiden, und haben teilweise Schwierigkeiten, Eigenschaften abzulehnen, die für sie selbst untypisch sind, wenn sie für ihren Ehepartner aber charakteristisch sind. Die Motivation, sich einem potenziellen Liebespartner anzunähern, verändert punktuell das eigene Selbstkonzept.

Dadurch gelingt der gewünschte Annäherungsprozess, indem ich Aspekte der Selbstanteile des anderen mit einbeziehe.

So können Liebesbeziehungen mit die glücklichsten emotionalen Erfahrungen von Anerkennung und Zuwendung im erwachsenen Leben beinhalten, und gleichzeitig können sie sehr schmerzhaft sein und uns verletzlich machen, weil wir nun in unserer Liebe füreinander verschmelzen, gemeinsame soziale Netzwerke aufbauen und eventuell auch gemeinsame Ziele und Werte teilen, die, nachdem eine Zweierbeziehung aufgelöst wurde, neu definiert werden müssen, weil sie nicht mehr zum eigenen Selbst passen oder eben nicht mehr mit einem Liebespartner geteilt werden wollen.

Trennungsinitiatoren und Getrenntwerdende erleben so nicht nur den Schmerz über den Verlust des Gegenübers, sondern auch Veränderung in sich selbst, die als Belastungen erlebt werden, zugleich aber auch als Ressource genutzt werden können. Vor allem nach einer langen Beziehung fühlt sich eine Trennung oft hart und schmerzhaft an. Manche Klientinnen und Klienten in meiner Beratungspraxis beschreiben es als Gefühl, als ob ihnen etwas aus dem Herzen gerissen würde. Ein zentraler Teil des Lebens bricht mit dem Beenden einer langjährigen Beziehung weg.

Ab wann sprechen wir eigentlich von einer langjährigen Beziehung? Mehr als die Hälfte der Paare trennt sich laut der eingangs erwähnten Studie von Rosenfeld (2017) innerhalb des ersten Beziehungsjahrs. Demnach könnte man heute schon von einer längeren Beziehung sprechen, wenn sie länger als ein Jahr andauert. Die oben erwähnten Entwicklungen hinsichtlich des eigenen Selbstbilds und die Vermischung mit dem Partner haben im Laufe des ersten Jahres sicherlich schon prägende Züge angenommen und je länger wir als Paar miteinander unterwegs sind, umso mehr vertiefen sich diese unterschiedlichen Aspekte.

Ich erläutere im Folgenden fünf Phasen einer Trennung, mit dem Blick auf diejenige Person, der gegenüber die Trennung ausgesprochen wird: 1. schockähnlicher Zustand; 2. die Trennung wird nicht wahrgenommen und verdrängt; 3. Zorn, Wut und Trauer; 4. Reflexion und Akzeptanz; 5. Neuanfang.

### *Erste Phase: Schockähnlicher Zustand*

Der Moment, in dem es ausgesprochen wird. Du hörst den Satz von deinem Gegenüber und er trifft dich ins Mark. Alles fühlt sich in diesem Moment leer und taub an. Die Gedanken beginnen zu rasen, der Körper wird abwechselnd warm und kalt. Worte wollen nach außen und können gleichzeitig nicht gesprochen werden. Es findet sich kaum eine Form des Ausdrucks.

Yvonne beschreibt in einem Beratungsgespräch einige Monate nach der Trennung von Johannes diesen ersten Augenblick noch einmal, als Johannes ihr am Küchentisch mitteilte, dass er sich in eine andere Frau, eine Kollegin, verliebt habe.

»Ich bin vom Sofa aufgestanden und zu ihm an den Küchentisch gegangen. Er ist ebenso aufgestanden. Ich habe meine Arme um seine gelegt. Für andere hätte es sicherlich so ausgesehen, als hätte ich ihn küssen wollen. Dann habe ich ihm in die Augen geschaut. Mit meinen Händen seine Arme gedrückt, ihn angelächelt und zu ihm gesagt: ›Johannes, das freut mich für dich!‹ Und mein Gefühl in diesem Moment habe ich als authentisch wahrgenommen. Ich habe ihn so sehr geliebt, dass mich sein Glück aus tiefstem Herzen erfreut hat. Im nächsten Moment bin ich durch den Flur in mein Arbeitszimmer gegangen, habe die Tür abgeschlossen und stundenlang im dunklen Zimmer gesessen. Ich bin den restlichen Tag nicht mehr herausgekommen, habe nicht mehr gesprochen. Am nächsten Morgen habe ich ihm, wie all die Jahre vorher, einen Kaffee ans Bett gebracht, ihn angelächelt und ihm mitgeteilt, dass wir doch wegen so einer Sache auf die guten alten Rituale nicht verzichten müssten. Ich habe mich im Bad fertig gemacht. Immer noch taub und sprachlos. Dann bin ich zur Arbeit gefahren und habe meinen Kolleginnen mitgeteilt, dass Johannes sich von mir getrennt hat. Danach habe ich die Jacke wieder angezogen, habe mich auf mein Fahrrad gesetzt und mich für den Rest der Woche an meiner Arbeitsstelle krank gemeldet. Tagelang habe ich gefühlt, geschrien und geweint, beides gleichzeitig. Am Nachmittag des darauffolgenden Tages habe ich Johannes kühl und distanziert und gleichzeitig sehr bestimmt und deutlich gesagt, dass er ein paar Sachen packen soll und vorerst bitte das gemeinsame Haus zu verlassen habe. Bevor er gehe, solle er noch seinen beiden Töchtern sagen, dass er sich von mir trennt.«

Johannes hat laut der Erzählung von Yvonne dies dann umgehend befolgt. Er hat zwei Koffer gepackt, ist in die Kinderzimmer gegangen und hat den Kindern mitgeteilt, dass Papa sich von Mama trennt. Der Schock bei Yvonne hielt in den ersten Tagen an. Sie beschreibt, dass sie wie erstarrt war. Taub und unfähig, irgendetwas zu fühlen.

Auch eine Kraftlosigkeit kann sich breitmachen, bis dahin, dass man tagelang schläft. Trennung ist eben nicht ein einmaliges Ereignis, sondern der Trennungsprozess arbeitet längere Zeit innerlich und körperlich in mir. In dieser ersten Phase schützt der schockähnliche Zustand vor einem kompletten Zusammenbruch unseres Systems. Unser Reptiliengehirn wird in solchen Momenten aktiviert und geht auf ein »Notstrom-Programm«. Die Trennung wird als existenziell bedrohlich wahrgenommen. Die Redewendung »ein gebrochenes Herz« beschreibt es gut, wie ich finde. Da geht etwas zu Bruch, was nicht mal eben schnell repariert werden kann.

Zu lange sollten Menschen in solchen Zuständen nicht verharren. Es ist notwendig, wieder in Bewegung zu kommen, Energie freizusetzen, sich wieder zu spüren. In diesem Moment auf ein helfendes persönliches Unterstützungssystem in Form von Familie oder guten Freunden zurückzugreifen, ist sehr zu empfehlen. Oder auch direkt in ein beratendes Gespräch zu gehen und dort zu erarbeiten, was ich mir in diesen ersten Tagen in Form von Ressourcen und Potenzial zu eigen machen kann. Alles, was Halt gibt, ist gut in diesen Augenblicken. In der Beratung und Begleitung von traumatisierten Menschen sprechen wir von den fünf sicheren Orten. Einer dieser Orte ist der sichere Ort in mir. Dazu gibt es eine gute Übung, die »Mein Geborgenheitsort in Verbindung mit einem Helferwesen« heißt. Es ist eine Imaginationsübung, die ich im Folgenden ausführe.

**Geborgenheitsort**

Ich lade mein Gegenüber ein, sich in eine entspannte Körperhaltung zu begeben und bewusst ein- und auszuatmen, die Augen zu schließen oder auf einen Punkt zu fokussieren. Dann frage ich: »Was passiert in deinem Körper, wenn du das Wort ›Geborgenheit‹ hörst?

Wenn du dir einen kleinen Teil einer wohltuenden Landschaft vorstellst, der mit der eben entstandenen Empfindung in Verbindung steht, was ist das? Wie sieht es dort aus? Welche Farben, Klänge, Geräusche, Düfte gibt es dort? Was noch?

Gibt es weiterhin eine Stimmigkeit zu der Geborgenheitsempfindung?

Was wäre noch wunderbar, wenn es hinzukäme? Lass dir Zeit, es zu finden …

Nimm diesen deinen eigenen Ort in Besitz. Wo möchtest du dich niederlassen, um dich geborgen zu fühlen?«

Diese Imaginationsübung führe ich in weiteren Sitzungen immer wieder mit dem Klienten oder der Klientin durch. So lange, bis diese Übung zur eigenen Übung wird und selbstständig praktiziert werden kann.

### *Zweite Phase: Die Trennung wird nicht wahrgenommen und verdrängt*

Hält man fest,
lässt nicht los,
zelebriert man
eine dauerhafte,
unvergängliche
Vergangenheit.
Emotionaler
Stillstand,
lebendig begraben,
Tod.

Anschließend setzt die zweite Phase bei Yvonne ein. Gute Freundinnen und Nachbarn haben sich in den ersten Tagen und Wochen gekümmert. Sie haben ihr die Kinder öfter abgenommen und einfach nur zugehört. Zugehört, wie Yvonne es einfach nicht fassen kann. Sie will die Trennung von Johannes nicht wahrhaben. Konnte sie ihn wenige Tage, nachdem die Trennung ausgesprochen worden war, vor die Tür setzen, wünschte sie jetzt, er würde wieder durch diese Tür hereinkommen, sie in den Arm nehmen und ihr sagen, dass das alles ein böser Traum gewesen ist.

Nach einem Schock und in den Wochen danach passiert es häufiger, dass Informationen, die einem mitgeteilt werden, nicht ankommen. Es findet eine Art innerer Verleugnung der Ereignisse statt. Das, was der Partner mir mitgeteilt hat, will ich in dieser Phase nicht akzeptieren. Aus den anfänglichen Gefühlen von Taubheit und Starre entwickelt sich nun ein Gemisch aus Wut und Verzweiflung. Und in dieser Verzweiflung entwickelt derjenige, der verlassen wurde, unterschiedliche Wege, sein Ja zur Trennung nicht zu geben.

Bei Yvonne entstehen nach und nach Vorstellungen, dass es sicherlich gut gehen könnte, wenn sie beide es noch mal versuchen würden. Wenn jeder und vor allem sie selbst sich verändern würde, wäre es doch zusammen wieder möglich. Yvonne rutscht in dieser zweiten Phase in einen Mechanismus, den wir in der Transaktionsanalyse »Discounten« nennen. Ich nehme Informationen, die mir zur Verfügung gestellt wurden, nicht wahr und erkenne die Bedeutung dessen, was mein Partner mir gesagt hat, nicht an. Wir werten in solchen Situationen, die uns stark überfordern, Aspekte, die richtig und wichtig sind, ab. Gleichzeitig erlebe ich Yvonne in den Beratungsgesprächen in ihrer Grundposition sich selbst und den anderen gegenüber als sehr ambivalent. Sie ist hin- und hergerissen zwischen »Ich habe alles falsch gemacht«, »Nie gelingt es mir, meine Partner zufriedenzustellen«, »Hätte ich ihn doch nur mehr gesehen« und »Wie konnte er mir und den Kindern das antun?«, »Den mache ich fertig«, »Dem zeige ich noch, was er für ein Versager ist, mich zu verlassen«.

Sie bewegt sich schleichend in ein »Ich bin nicht okay – du bist okay« und pendelt an manchen Tagen von dort zu einem »Ich bin okay – du bist nicht okay«, um dann in ein »Ach, wie ist das alles schrecklich und hoffnungslos« – und damit in ein »Ich bin nicht okay – du bist auch nicht okay« zu fallen. Zwischen Selbstzweifeln und Grandiosität, zwischen Haltlosigkeit und Vernichtungsfantasien in Richtung des Expartners. Es ist spürbar, wie sehr sie in dieser Phase um ihren eigenen Selbstwert ringt und wie viel der Weggang des Partners eben auch an Verletzungen und Wut in ihr ausgelöst hat.

Werden die Ereignisse, Informationen und Entscheidungen der anderen Seite discountet bzw. missachtet, so können noch keine Lösungen und Perspektiven entwickelt werden, dazu ist es viel zu früh. Lösungen und Wege zu einer eigenen neuen Zukunft werden erst zu einem späteren Zeitpunkt im Trennungsprozess sichtbar. Wenn Paare in einem solchen Trennungsprozess vorab eine Paartherapie aufgesucht haben, ist das oft die Phase im Beratungsprozess, wo einer der beiden Partner mit Kraft insistiert und darauf besteht, um jeden Preis die Paartherapie weiter fortzuführen, um ganz hart daran zu arbeiten, dass die Zweierbeziehung wieder funktioniert. Hier sind Paartherapeutinnen und -therapeuten angehalten, das zu spiegeln, was wirklich ist und gesagt wurde, und nicht derselben Hoffnung anzuhängen, die der flehende und bittende Teil des Paares bereit ist, zu aktivieren. Aus meinen eigenen Beratungen aus den Anfängen kenne ich diesen Impuls, zu viel und zu lange zu hoffen, im Sinne eines Stellvertreters an ein gutes Ende zu glauben – möglicherweise eben auch für mein eigenes Ego. Wenn dem so ist, wäre es sicherlich ein guter Moment, als Paartherapeut eine Supervision in Anspruch zu nehmen.

In dieser zweiten Phase, in der man glaubt, in einem schlechten Traum zu sein, und man inständig hofft, dass morgen alles wieder so ist wie immer, ist es aus meiner Erfahrung sinnvoll, den Kontakt zum Partner so gering wie möglich zu halten und so viel wie möglich bei sich zu bleiben. Die neue Rolle, die ich noch verweigere, will angenommen und eingenommen werden. Das benötigt Zeit und Zuwendung und Hinwendung zu sich selbst. Dies gilt auch für denjenigen, der sich als Trennungsinitiator als Erstes auf den Weg gemacht hat. Auch er geht in eine neue Rolle und auch er muss diese für sich einnehmen und beginnen, sie auszufüllen.

Die Situation nach wie vor nicht wahrhaben zu wollen hat den Vorteil, dass man selbst für sich Zeit gewinnt, gleichzeitig sollte diese Phase nicht zu lange ausgeschöpft werden. Denn Verdrängen und Vermeiden kosten Energie und Kraft, die an anderen Stellen eventuell viel dringender benötigt werden. Im Beratungsprozess kann es daher für Klientinnen und Klienten sehr unterstützend sein, gemeinsam einen Realitätscheck durchzuführen, indem mit ihnen zusammen Fakten zusammengetragen werden. Gefühle und Ambivalenzen werden dann sortiert, angemessen gespiegelt oder es vermittelt auch ein Wechsel der Wahrnehmungspositionen Klarheit.

Ein Modell, das ich in dieser Phase immer mal wieder einführe, ist das Konzept »Steps of Success« von Julie Hay (2006), einer Transaktionsanalytikerin aus England. Solange Menschen einen oder mehrere Aspekte einer Situation – in Bezug auf sich selbst, andere oder die aktuelle Situation selbst – (in der Regel unbewusst) abwerten/discounten, führt dies häufig zu sich verfestigenden Problemen, in denen sie drohen stecken zu bleiben.

Klassische Merkmale des Discountens:

- Relevante Aspekte werden auf unterschiedlichen Ebenen nicht wahrgenommen.
- Klientinnen springen von der Existenzebene zur Lösungsebene (z. B. werden die Relevanz und emotionale Bedeutung ignoriert).
- Es wird auf der Lösungsebene gestoppt – was zu fehlender Verantwortlichkeit für die Umsetzung der Lösung führt.

Die »Steps of Success« können in der Trennungsberatung eingesetzt werden, um die Klientinnen und Klienten für ihre Abwertungen zu sensibilisieren und sie dabei zu unterstützen, zu einem stabilen und tragfähigen Entwicklungsprozess zu finden.

Aspekte und Fragen zur Exploration, um aus der Spirale der Abwertungsprozesse herauszutreten:

1. Situation:
   - Was ist die Ausgangssituation? (Existenzebene)
   - Was ist bislang innerhalb des Trennungsprozesses geschehen und was hat sich entwickelt?
   - Was ist bislang nicht klar bzw. blockiert?

- Wie fühlt sich das an?
- Was ist überraschenderweise passiert?
- Welche Daten, Zahlen und Fakten bezüglich der Trennung sind bekannt?

2. Bedeutung:
- Was passiert, wenn jetzt nichts passiert?
- Welche Risiken, Herausforderungen und Chancen bestehen?
- Welche Gefühle löst das Nachdenken über die Folgen der Trennung aus?
- Was sind die Schlussfolgerungen bezüglich der gegenwärtigen Situation?
- Welche Auswirkungen hat das auf mich?
- Welche Auswirkungen hat das auf andere in meinem Umfeld?

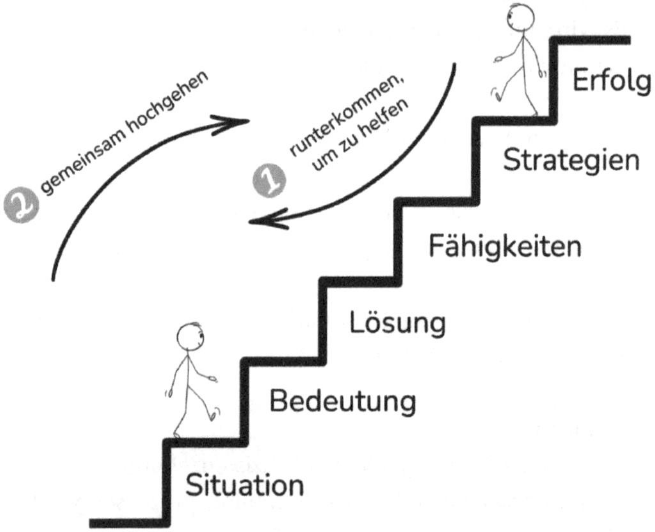


**Abbildung 2:** Steps of Success nach Julie Hay (2006, S. 74)

3. Lösung:
- Welche Alternativen und Optionen gibt es grundsätzlich, um den Trennungsprozess lösungsorientiert anzugehen?
- Was kann nicht mehr stattfinden, passieren oder erfahren werden?
- Welche Alternativen dazu sind denkbar/vorstellbar?
- Welche Vor- und Nachteile haben die verschiedenen Alternativen?
- Was verändern die unterschiedlichen Alternativen an der aktuellen Situation?

4. Fähigkeiten:
- Was benötige ich für die jeweilige Umsetzung?
- Welche Fähigkeiten und Kompetenzen braucht es, um die unterschiedlichen Alternativen in Bezug auf die Trennung umzusetzen?
- Welche Ressourcen sind erforderlich für die Umsetzung (finanziell, technisch, zeitlich)?
- Was könnte die Umsetzung verhindern? Wie kann ich mich selbst im Trennungsprozess sabotieren?

5. Strategien:
- Welchen Weg will ich einschlagen? Welchen Weg wollen wir gemeinsam als Getrennte einschlagen?
- Welche der Strategien soll umgesetzt werden?
- Warum?
- Was bis wann? Wer?
- Welche Unterstützung benötige ich für meinen neuen Weg?

6. Erfolg
- Was ist meine Erwartung?
- Wo will ich am Ende, nach Abschluss des Trennungsprozesses stehen?

- Was werde ich über mich denken?
- Wann wird es so weit sein?
- Woran werden ich und andere feststellen, dass mein Trennungsprozess neben schmerzvollen Erfahrungen auch identitätsstärkende Aspekte beinhaltet?
- Wie wird sich das für mich anfühlen?

Die Treppe von Hay hinaufzugehen ist kein einmaliger Prozess. Es geht nicht in einem Schwung von unten nach oben, sondern es ist ein Auf und Ab. Die Treppe gibt mir und meinem Gegenüber im Beratungsprozess Orientierung und klärt die Abwertungsprozesse auf unterschiedlichen Ebenen. Ebenso schafft sie Kontakt zur Gefühls- und Schmerzwelt, bei gleichzeitigem Blick auf das, was es benötigt, um gut durch diese Lebensphase zu kommen und nicht stecken zu bleiben.

### *Dritte Phase: Zorn, Wut und Trauer*

> Ein unerträglicher Gedanke, dass man dem Partner, den man mit unerschütterlicher Hingabe geliebt hat, nicht genügte.

Nachdem Johannes, nach einer Zwischenlösung, wenige Wochen später eine eigene Wohnung gefunden hatte und ein Großteil seiner persönlichen Sachen aus dem gemeinsamen Haus verschwunden war, kamen starke Gefühle in Yvonne hoch. An manchen Tagen nahm sie irgendwelche Gegenstände und warf sie impulshaft auf den Boden, sodass sie in viele Einzelteile zersplitterten. Unregelmäßig überkam sie eine unfassbare Wut, die sie in Beschlag nahm, und sie erlebte innere Zustände, die sie von sich noch nicht gekannt hatte.

In dieser Phase brechen vielfältige Gefühle vor allem aus denjenigen hervor, die verlassen wurden. Aus diesem Gefühls- und Gedankenwirrwarr entwickeln sich oft Handlungen, die man in einer mental stabilen Situation nie für möglich gehalten hätte. Die Gefühle geben Energie und Kraft, um wieder zu sich zu kommen. Das kann eben auch zu unüberlegten Handlungen führen. In den Beratungsprozessen mit Menschen, die verlassen wurden, arbeite ich dann gerne mit den Ich-Zuständen aus der Transaktionsanalyse. Mir geht es in dieser Arbeit darum, dass die Betroffenen ein intrapsychisches Verständnis und ein Bewusstsein darüber erhalten, was in ihnen vorgeht und wie sie das, was sie innen bewegt, für ihren Trennungsprozess nutzen können. Mir ist dies auch aus Schutzgründen gegenüber den Betroffenen wichtig. Es geht darum, die Selbst- und Fremdverletzungsgefahr so niedrig wie möglich zu halten.

Gerade wenn es in Beratungsprozessen um Ambivalenzen geht, arbeite ich mit den Ich-Zuständen aus der Transaktionsanalyse. Ursprünglich kommt dieses Konzept von Eric Berne (2002), dem Begründer der Transaktionsanalyse. In den 1950er Jahren entwickelte er ein Basiskonzept, um intrapsychische Prozesse in uns zu verdeutlichen. Dieses Basiskonzept wurde unter anderem im Begriff der Ego-States von John G. Watkins und Helene H. Watkins (2019) weiterentwickelt und in der internationalen transaktionsanalytischen Community ergänzt und verfeinert, etwa durch Susannah Temple (2007) oder auch Keith Tudor und Graeme Summers (2014). Die Ich-Zustände beinhalten die Idee von einem »inneren Kind« oder »frühen Anteilen«. Im Basismodell von Eric Berne finden sich drei Ich-Zustände, also drei unterschiedliche Persönlichkeitsanteile, die jeweils Denken, Fühlen und Verhalten vereinen:

- Im *Eltern-Ich-Zustand* geht es um Denken, Fühlen und Verhalten, das wir in den frühen Jahren unserer Kindheit von Introjekten (Elternfiguren und wichtigen Bezugspersonen)

übernommen haben. Wir sprechen von verinnerlichen Anteilen und gehen davon aus, dass wir als Kinder Aspekte des Denkens, Fühlens und Verhaltens der Eltern-Introjekte imitieren.
- Der *Erwachsenen-Ich-Zustand* beinhaltet Denken, Fühlen und Verhalten, wodurch eine angemessene Reaktion auf das Hier und Jetzt hervorgebracht wird. Der Ich-Zustand, der aus sich heraus Eigenes entwickelt, eigene Entscheidungen trifft, selbst reflektiert und integriert.
- Der *Kind-Ich-Zustand* beinhaltet Denken, Fühlen und Verhalten, was frühes Material an Erfahrungen, Gefühlen, Gedanken und Handlungen beinhaltet und aus der Vergangenheit auf das Hier und Jetzt, wie damals, reagiert.

Funktional auf der Außenseite zeigt sich das Eltern-Ich noch einmal differenzierter und wird unterteilt in ein *kritisches* und ein *fürsorgliches Eltern-Ich;* das Kind-Ich wird weiter unterteilt in ein *angepasstes/rebellisches* und ein *freies Kind-Ich.* Das »freie Kind« ist dabei der spontane/kreative Anteil, der unabhängig von Normen und Werten agiert.

In der Trennungsberatung und vor allem in der dritten Phase des Trennungsprozesses ist es für mich wichtig, dass die Betroffenen eine Ahnung davon bekommen, was in ihnen vorgeht. Dazu nutze ich unter anderem die Multiple-Chairs-Technique (Stuntz, 1973; siehe unten) in Verbindung mit dem Ich-Zustand-Modell. Aus meiner Sicht ist es wichtig, dass der Partner, der verlassen wurde, einen Zugang zu seinen Gedanken und Emotionen erhält und dabei realisiert, an welchen Stellen er in sich selbst gewisse Blockaden aufrechterhält. Gleichzeitig erlebt er in der Regel auch, welche Kraft und Energie ihm als Ressourcen zur Verfügung stehen. Ziel ist es, eine größere Bewusstheit über das eigene Innenleben und die Wirkung auf sich und das Umfeld zu erreichen und damit verbunden die Fähigkeit, den Trennungsprozess mehr und mehr aktiv zu steuern, zu gestalten und unabhängige Entscheidungen für die Zukunft zu treffen.

In der Trennungsprozessberatung zeichne ich das klassische Funktionsmodell der Ich-Zustände auf und erläutere die unterschiedlichen Aspekte der Ich-Anteile. Diese Erläuterung kann folgendermaßen lauten: »Wenn ich mich in meiner Verletzung, meinem Schmerz und meiner Wut und Trauer erlebe, gibt es ganz unterschiedliche Ausdrucksweisen meines Erlebens und Verhaltens. Dieses Erleben und Verhalten steuert wiederum mein Denken, Fühlen und Handeln. Manchmal denken, fühlen und verhalten wir uns in Trennungsprozessen, wie wir es erlebt und erfahren haben, als wir unseren Eltern, Großeltern, Lehrern oder auch Erzieherinnen zugeschaut haben, um es anschließend bzw. in späteren Lebensphasen zu imitieren oder zu übernehmen. Eventuell haben wir diesen Personenkreis als zurechtweisend, kritisierend, Grenzen setzend oder grenzüberschreitend oder auch als ermutigend, stärkend, fördernd, tröstend oder liebevoll wahrgenommen. Wenn wir Aspekte des Denkens, Fühlens und Verhaltens übernehmen, nutzen wir vielleicht dabei eine ähnliche Sprache oder auch denselben Gesichtsausdruck. Wir klingen dann wie die, die für uns sehr früh als Orientierungspunkte gedient haben für die Art und Weise, wie Denken, Fühlen und Verhalten funktioniert. Wir agieren und reagieren wie unsere für uns damals wichtigen Bezugspersonen. Wir sind dann entweder im kritischen Eltern-Ich oder im fürsorglichen Eltern-Ich.

Natürlich können wir auch angemessen erwachsen in einem Trennungsprozess reagieren und agieren. Dann würden wir eher W-Fragen stellen. Zum Beispiel:

- Was sind die nächsten Schritte für mich in dieser Trennungsphase?
- Warum haben wir uns beide voneinander entfernt?

- Wann besprechen ich und mein Expartner, wer wann für die Kinder verantwortlich ist?
- Wozu ist diese Erfahrung gut, für mich und meinen weiteren Weg?
- Wie kann ich mir nach der Trennung ein neues, stabiles soziales Netzwerk aufbauen oder Freundschaften vertiefen?

Im Erwachsenen-Ich meine Kraft und Energie zu investieren bedeutet, auf das Hier und Jetzt zu reagieren und aus dem Hier und Jetzt heraus zu handeln bzw. aktiv nach Lösungen zu suchen.

Aus dem Kind-Ich heraus zu agieren und Denken, Fühlen und Verhalten davon bestimmen zu lassen bedeutet, auf die Situation von heute mit Strategien und Emotionen zu reagieren, wie wir es als kleines Mädchen oder kleiner Junge getan haben. Dann sind wir das ängstliche kleine Mädchen, der konkurrierende kleine Junge, die beschämte Fünfjährige, der eifersüchtige Dreijährige, der genauso gesehen werden will wie die gerade auf die Welt gekommene kleine Schwester. Im Hier und Jetzt sind wir dann angepasst oder rebellisch bzw. ›im angepassten Kind-Ich-Zustand‹, da rebellisches Verhalten aus Sicht der Transaktionsanalyse ebenso eine Anpassungsleistung darstellt. Es besteht auch die Möglichkeit, aus dem ›freien Kind‹ heraus zu denken, zu fühlen und zu handeln – eben wie ein freies Kind, wie wir es auch in unserer Kindheit waren. Dann sind wir im Hier und Jetzt spontan, neugierig, interessiert, lustig und fröhlich.«

Nachdem ich das Funktionsmodell erklärt habe, lade ich Yvonne ein, sich die vorher von mir organisierten fünf Stühle, die im Raum stehen, etwas genauer anzuschauen. Danach schlage vor, dass sie auf jedem der Stühle eine der genannten Funktionsweisen aus dem beschriebenen Modell platziert. Vorab habe ich fünf beschriftete Moderationskarten vorbereitet, mit den Begriffen:

1. kritisches Eltern-Ich,
2. fürsorgliches Eltern-Ich,
3. Erwachsenen-Ich,
4. angepasstes Kind,
5. freies Kind.

Nachdem Yvonne die Stühle definiert bzw. benannt hat, schlage ich ihr vor, dass sie sich auf einen Stuhl ihrer Wahl setzt und nachspürt, was in ihr vorgeht in Bezug auf die stattgefundene Trennung. Yvonne bewegt sich einen Moment im Raum und setzt sich dann auf den Stuhl, der mit dem imaginierten »angepassten Kind« belegt ist. Sie denkt und fühlt sich ein und ich beobachte, wie ihr Körper sich zusammenzieht und wie sie sich klein macht auf dem Stuhl.

Dann beginnt sie zu erzählen, wie sehr sie sich dafür schämt, dass Johannes sie verlassen hat. Sie beschreibt, wie sie an manchen Tagen sich kaum vor die Tür traute, weil sie Sorge hatte, dass Nachbarn sie fragen könnten, was passiert ist und warum Johannes nicht mehr vor Ort wohnt.

»Am liebsten hätte ich mich in den ersten Tagen und Wochen verkrochen. Die Decke über den Kopf gezogen und nicht mehr aufgestanden. Und dann ist die Wut gekommen, ich bin so wütend geworden, dass ich ganz unterschiedliche Sachen in unserem gemeinsamen Haus auf den Boden geworfen und getobt und geschrien habe. Es gab Momente, an denen ich Johannes in meiner Fantasie hätte umbringen können. Dann habe ich mich so allein und einsam gefühlt, keiner, der mich liebt und mag. Ich habe mich so fehlerhaft wahrgenommen. ›Was ist nur an mir, dass er nicht bei mir bleibt?‹«

Es wird spürbar, wie verzweifelt dieser Anteil von Yvonne in diesem Augenblick ist und wie viel Kraft es sie kostet, im Hier und Jetzt zu bleiben, wenn dieser Anteil zu viel Raum erhält. Ich gebe Yvonne einen Augenblick, um sich Zeit zu nehmen und nachzuspüren, was dort an unterschiedlichen Gefühlen in ihr ist.

Nun ermutige ich Yvonne, sich einen anderen Stuhl zu suchen. Sie bewegt sich wieder im Raum und setzt sich dann auf den Stuhl mit den Anteilen des »fürsorglichen Eltern-Ichs«.

»Eigentlich ist Johannes doch ein guter Partner. Er hat sich um unsere Kinder gekümmert und ist viel zu Hause gewesen. Und er kommt ja selbst mit der neuen Situation nicht so gut zurecht. Macht sich Vorwürfe und fühlt sich schuldig. Die neue Freundin von ihm hat sicher schön an ihm rumgegraben. Die wird ihn verführt haben, und das ist ja dann auch nicht so einfach, wenn jemand so offensiv und immer mit schönen und, na ja, manchmal zu kurzen Röcken um die Ecke kommt. Da hätte ich einfach auch mal ab und zu mich aufregender kleiden können. Johannes ist dafür einfach auch immer schon sehr empfänglich gewesen. Und ich mit meinem ständigen Bedürfnis nach Reden und Kuscheln, damit habe ich ihn sicherlich überfordert. Ich hatte einfach immer sehr viel Verständnis für Johannes und das hätte ich kommen sehen müssen und ihm eventuell einen Berater suchen sollen, mit dem er über alles hätte reden können.«

Yvonne fällt auf, als sie auf diesem Stuhl sitzt, wie fürsorglich, schützend und gleichzeitig überverantwortlich sie Johannes gegenüber gewesen ist und wie sehr sie ihn auch jetzt noch schützt, indem sie die Verantwortung für die Trennung bei ihr oder auch bei seiner neuen Freundin verortet. Yvonne ist selbst etwas erschrocken über diese Erkenntnis, so war ihr das noch nie bewusst.

Nun steht Yvonne auf und wendet sich dem Stuhl zu, der ihr Erwachsenen-Ich symbolisiert. Ich höre ihrem verbalisierten inneren Dialog zu und spüre, wie sie auf diesem Stuhl mit sich ringt. »Realistisch gesehen hatten wir schon seit einigen Jahren keine wirkliche Liebesbeziehung mehr. Es war oft ein einziges Aneinandervorbeilaufen. Wenn es um die Kinder ging, fanden wir uns in einem ›Wir‹ wieder. Zu zweit haben wir uns wohl beide mehr und mehr verpasst. Natürlich bin ich enttäuscht und es kam überraschend, und doch nicht wirklich überraschend. Ich kann etwas von meinem Anteil sehen und sagen, ja, auch ich habe mich ein-, zweimal in den vergangenen Jahren in einen anderen Mann verliebt und bin damit einige Zeit unterwegs gewesen, bevor ich dann dieser potenziellen neuen Liebe eine Absage erteilt habe. Da wäre ein Moment gewesen, unsere Zweierbeziehung gemeinsam infrage zu stellen. Dass sich in unserer Beziehung die Leidenschaft und Begeisterung verabschiedet hat, lag an uns beiden. Es gab gute Zeiten und manche, die als Paar richtig schwierig waren. Was mich schmerzt, ist die aus meiner Wahrnehmung nicht vorhandene Bereitschaft auf seiner Seite, uns beiden eine wirkliche Chance zu geben.«

Yvonne erlebe ich in dieser Sequenz als sehr klar und reflektierend. Sie ist selbst überrascht über so manchen Satz aus ihrem Mund. Diese Seite an ihr scheint ihr zu gefallen und sie spürt, welche Kraft in einem so geklärten Modus liegt.

Ob sie jetzt noch auf die anderen Stühle müsse, fragt sie mich. Ich nicke und bejahe ihre Frage. Sie bewegt sich wieder im Raum und wählt nun den Stuhl, der das kritische Eltern-Ich symbolisiert. Sie braucht Zeit und dann findet sie sich ein in die Gedanken und Gefühle.

»Wie konnte er mir das antun? Was hat der sich nur dabei gedacht, mit einer Kollegin, die ich auch noch gut kenne, ins Bett zu steigen! Was fällt dem ein, mich so zu hintergehen? Schämen sollte sich Johannes. Dieser hinterfotzige Typ. Und dann steht der wochenlang da, grinst mich an und sagt, dass alles in Ordnung ist, während er in der Mittagspause fröhlich mit Madame durch die Hotelbetten unserer Stadt vögelt. Hast du noch alle Tassen im Schrank, Johannes? Du bist der Hinterletzte. Ständig hast du den Kontakt die letzten drei Jahre verweigert. Du bist weggegangen, wenn ich unsere Beziehung klären wollte, hast mich abgewiegelt und dich der Situation nicht gestellt. Du bist ein Scheißfeigling.«

Yvonne redet sich noch einmal richtig in Rage. Obwohl Johannes gar nicht im Raum ist, macht es den Eindruck, als ob sie direkt auf ihn einreden, ihn geradezu verfolgen würde in ihrem Ärger und ihrer Verzweiflung. Wieder ist Yvonne erstaunt, wie klar sie in dieser Rolle an ihre Gedanken und Gefühle kommt und ihren eigenen intrapsychischen Prozess verbalisieren kann. Ein letzter Stuhl steht Yvonne nun noch zur Verfügung, ihn beäugt sie erst einmal von außen. Tänzelt um ihn herum und setzt sich dann auf den Stuhl, der das freie Kind symbolisiert.

»Ja, Johannes, wie du mir, so ich dir. Eigentlich habe ich doch auch ein Recht, frei und spontan in die Welt hinauszugehen und mich umzuschauen und einzulassen. Das fühlt sich schon gut an, von Männeraugen begehrt und angeschaut zu werden, zu flirten und den anderen zu reizen. Jetzt kann ich das ja, und ich werde es in vollen Zügen genießen. Ich entscheide, wo, wann und mit wem. Unbeschwert und neugierig werde ich mein neues, freies Leben in Angriff nehmen. Ich wollte schon so oft so viele Sachen machen, die ich aus Rücksicht auf Johannes nie gemacht habe. Das mache ich jetzt. Als Erstes werde ich morgen früh in den See in unserer Nachbarschaft springen und schwimmen gehen und abends mit einer Freundin um die Häuser ziehen. Das wird ein sehr, sehr langer und lustiger Abend werden. Und nächste Woche buche ich eine Reise nach Barcelona. Die Kinder kann dann Johannes solange nehmen. Wäre doch gelacht, wenn ich es jetzt nicht richtig krachen lasse. Der wird sich noch umgucken!«

In der Zuordnung und Einordnung der einzelnen Ich-Zustände geht es weniger um den richtigen Ort als vielmehr darum, sich in seinem intrapsychischen Prozess, in seinem Denken und Fühlen und dem daraus resultierenden Verhalten zu erfahren und zu erleben. Die Menschen, die sich in einen Trennungsberatungsprozess begeben, sollen sich in ihren unterschiedlichen Anteilen spüren und diese verbalisieren können. Vor allem die Kind-Ich-Anteile, in denen die Angst, Wut, Verzweiflung und ebenso die Sehnsüchte, die Kreativität, Lebenslust und Begierde stecken, sind wichtig zu erspüren. Mit zunehmender Bewusstheit über diese Vielfalt, Unterschiedlichkeit und Zerrissenheit kann der Trennungsprozess bewusster und aktiver gestaltet werden.

### *Vierte Phase: Reflexion und Akzeptanz*

Trennungen konfrontieren mich
mit meiner persönlichen Reife
und Entwicklung.
Der Abbruch einer Beziehung
führt mich unweigerlich zu
einer Auseinandersetzung mit
dem eigenen Selbstwert und
meinem Umgang mit
Selbstzweifeln,
unabhängig davon,
ob ich verlasse oder
verlassen werde.

Ich zitiere an dieser Stelle noch einmal Eckert: »Gewöhnlich beschäftigen die Ereignisse, die zum Zusammenbruch geführt haben, die Gedanken der beiden getrennt lebenden Ehepartner noch Monate nach der Auflösung der Ehe. Wieder und wieder gehen sie in Gedanken durch, was schiefgegangen ist, rechtfertigen oder bedauern ihr Verhalten, wägen immer wieder die eigenen Worte und die des Ehepartners gegeneinander ab […] Ganz allmählich kommen sie dann mit den Ereignissen ihrer Ehe ins Reine« (2021, S. 392).

In dieser Phase des Trennungsprozesses beginnt die oder der Verlassene in einer Art der Selbstreflexion, das Geschehene zu akzeptieren. Vermutlich werden beide, der Verlassene und der

Trennungswillige, früher oder später realisieren, dass der andere auch gute Qualitäten in die Beziehung eingebracht hat und dass nicht alles nur negativ war in all den Jahren.

Ich erinnere mich an eine der stärksten Interventionen meiner Therapeutin, die ich während meiner Trennung und Scheidung aufgesucht hatte, um mich in diesem Prozess begleiten zu lassen. Ich kämpfte mit meinen Schuldgefühlen und wurde oft davon überwältigt. In solchen Momenten formulierte sie: »Sie haben es so gut gemacht, wie Sie konnten. Hätten Sie es besser gekonnt oder gewusst, hätten Sie es besser gemacht.« Für mich hatten diese Worte etwas Lösendes und Erlösendes. Erlaubnis gebend! Diesen Impact »Erlaubnis« gilt es, Betroffenen zur Verfügung zu stellen. In der Transaktionsanalyse sprechen wir von den drei P Permission, Protection, Potency. Es sind drei sehr wirksame Elemente im Rahmen von Beratung und Aus- und Weiterbildung. Einen Erlaubnis gebenden Raum und eine Atmosphäre zu schaffen, so viel Schutz wie nötig anzubieten und gleichzeitig die eigene Kraft und Potenz meiner Erfahrung und Kompetenz zur Verfügung zu stellen.

Am Ende eines gesunden Trennungsprozesses ist eine Trennung nicht nur eine Geschichte von Verlust und Schmerz, sondern auch von Befreiung. Hoffentlich für beide.

Ich verließ dich, um mich,
meine Seele, wiederzufinden.
Noch Jahre danach gab es
Augenblicke, an denen ich
gelegentlich eine Nachricht
eintippte, Texte formulierte,
die dir signalisieren sollten,
dass ich uns vermisse.
Doch jedes Mal löschte ich
die Zeilen und blieb bei mir.

Du hältst nicht länger an der Beziehung fest. Die Trauer weicht und es entsteht Platz für andere Gefühle. Die Welt wird langsam wieder bunt, und die empfundene Schwere weicht an manchen Tagen zögerlich, aber doch stetig einer Leichtigkeit.

### *Die fünfte Phase: Neuanfang*

Manchmal
benötigt man
einen großen
Abstand,
damit man
sich selbst
wieder
nah sein
kann.

Der Selbstwert ist mehr oder weniger stabil. Gedanken und Gefühle kreisen nicht mehr um den anderen, um die Fragen nach dem Warum und wie man das alles allein schaffen soll, sondern es entwickeln sich durch den Verarbeitungsprozess neue Kraft, Lebensmut und Lebensenergie.

Für mich zu existieren,
begann mir etwas
zu bedeuten.

Der Neuanfang ist in der Regel geprägt von zaghaften Versuchen, Schritte auf etwas oder auf jemanden zu zumachen. Sich wieder allein durch die Welt zu bewegen, hat nach längeren Beziehungen etwas Fremdes, Unvertrautes. Sich wieder einem anderen zuzumuten, Vertrauen zu wagen. Beziehung war und bleibt ein Wagnis. Das Wagnis von Nähe. Aus meiner Erfahrung macht es einen Unterschied, ob ich einen Neuanfang wage, ohne mich und meine ehemalige Partnerschaft zu reflektieren, oder ob ich mir die Zeit dafür genommen habe. Ob ich um meine Schattenanteile, meine Stärken weiß und vor allem um das, was ich will und was ich nicht mehr will. Hier erlebe ich einen großen Gewinn für diejenigen, die sich dem Trennungsprozess und den Trennungsphasen mutig zuwenden und kognitiv und emotional entdecken, was denn eigentlich ihre ureigensten Bedürfnisse in einer Zweierbeziehung sind. Will ich noch einmal mit einem Menschen zusammenleben? Tisch und Bett teilen? Oder brauche ich in einer Zweierbeziehung mehr Rückzug und die Bereitschaft vom Gegenüber, Grenzen zu akzeptieren? Kenne ich meine passiven Verhaltensweisen und gelingt es mir, proaktiv Konflikte angemessen und zeitnah zu benennen? Ein Neuanfang ist häufig ein Abenteuer. Verkrieche ich mich in meiner Unsicherheit und hole alte Erinnerungen hoch, um sie wieder für Selbstabwertungsprozesse zu nutzen, oder lasse ich mich dabei von meiner Neugier leiten?

## 3.3 Sabine und Dieter: Konzept der aggressiven Gehemmtheit

> Ein Großteil der frustrierten
> Zweierbeziehungen
> hat häufig nicht mehr Probleme
> als die glücklichen Partnerschaften,
>
> aber die Erfahrung,
> miteinander zu resonieren,
> sich emotional zu verbinden,
> ist abhandengekommen.

Eine andere Paarkonstellation beschreibe ich mit Sabine und Dieter. Sie lernen sich in jungen Jahren kennen. Erste Begegnungen in einer Kleinstadt innerhalb eines gemeinsamen Freundeskreises wecken Dieters Interesse an Sabine. Er verliebt sich sofort in sie. Sie benötigt etwas mehr Zeit und hat parallel noch einen anderen Mann in Aussicht, mit dem sie sich regelmäßig trifft. Nach einigen Monaten sagt sie Ja zu einer Partnerschaft mit Dieter. Dann geht alles sehr schnell. Sie sind beide Anfang zwanzig. Eine erste eigene Wohnung findet sich schnell. Sie verbringen viel Zeit miteinander. Dieter ist Zeitsoldat bei der Bundeswehr, kann sich dort weiterbilden und findet anschließend eine Anstellung in der aufbrechenden IT-Branche Ende der 1980er Jahre. Sabine macht eine Ausbildung in der Pflege, und während sie beide noch in ihren beruflichen Entwicklungsprozessen stecken, heiraten sie und suchen sich ein kleines Häuschen am Stadtrand der Kleinstadt, das sie gemeinsam renovieren und in dem sie Platz schaffen für die beiden Jungen, die in den folgenden Jahren ihr Leben bereichern. Dieter vertieft sich in seinen Beruf, liebt die Arbeit und bekommt eine Menge Chancen in der wachsenden IT-Branche. Nachdem die beiden

Jungen nacheinander eingeschult sind, geht auch Sabine wieder ihrem Beruf nach.

Sie ist aber nicht ganz so glücklich mit der Arbeit, die ihr zunehmend weniger Freude bereitet. Hin und wieder besucht sie Wochenendseminare, um sich dort anregen und stimulieren zu lassen. Dieter ist dann für die beiden Jungen da und erlebt viele spannende Abenteuer beim gemeinsamen Zelten oder Campieren im umgebauten Bus. Alles scheint bilderbuchmäßig zu laufen in der kleinen Familie am Rande der Kleinstadt. Doch die Unzufriedenheit bei Sabine nimmt zu. Sie entscheidet sich, über das Arbeitsamt eine längere Fortbildung zu absolvieren. Die Gespräche zwischen Dieter und Sabine finden fast nur noch statt, wenn es um organisatorische Themen bezüglich der Kinder geht. Generell haben beide in all den Jahren wenig Austausch miteinander gehabt, so beschreibt es Dieter viele Jahre später. Im Nachgang sind die Begegnungen von einer sachlich-rationalen Stimmung geprägt. Emotionalität scheint für Sabine und noch weniger für Dieter eine Möglichkeit zu sein, sich nahezukommen oder eine Form von gemeinsamer Intimität entstehen zu lassen. Tendenziell meiden sie sich und vermeiden es, Begegnungsräume aufzubauen außerhalb des täglichen Tagesablaufs.

Nach der Hälfte von Sabines Fortbildung zieht sie an einem Wochenende, an dem Dieter mit den Jungen unterwegs ist, aus dem gemeinsamen Schlafzimmer aus und gestaltet sich einen Raum im Keller. Als Dieter am Ende des Wochenendes nach Hause kommt, den Wagen ausräumt, die Kinder mit Essen versorgt und sich dann zurückzieht in das gemeinsame Schlafzimmer, um auf Sabine zu warten, teilt sie ihm telefonisch mit, dass sie noch bei einer Freundin vorbeifahre. Dieter wartet an diesem Abend vergeblich auf Sabine. Sie kommt sehr spät, er schläft schon und realisiert am nächsten Morgen, dass sie nicht im gemeinsamen Ehebett zu finden ist. Auf seiner Suche nach ihr durch das Haus findet er sie im Keller und sie teilt ihm mit, dass sie vorerst nicht mehr mit ihm das Schlafzimmer teilen wird. Dieter reagiert so, wie er in vielen Fällen reagiert, ob im Job oder privat: sachlich und rational. Er nimmt die Information auf und hofft insgeheim, dass Sabine schon wieder den Weg zu ihm finden wird. Gemeinsame Gespräche über den Veränderungsprozess finden nicht statt. Sabine möchte nicht reden und Dieter fehlt der Mut, sie stärker zu konfrontieren. So leben sie einige Monate nebeneinanderher. An den Wochenenden wechseln sie sich mit der Betreuung der beiden Jungen ab, und nach dem Ende der Fortbildung teilt Sabine Dieter mit, dass sie sich in den Fortbildungsleiter verliebt hat und gemeinsam mit den beiden Kindern Dieter und das gemeinsame Haus verlassen wird.

Warum sie diesen Weg beschreitet, welche Gründe sie zu diesem Schritt geführt haben, teilt sie Dieter nicht mit. Sie spricht nicht mehr mit ihm. Als die beiden Jungen mittlerweile auch mitbekommen, dass ihre Eltern getrennte Wege gehen, und erfahren haben, dass die Mutter beide Kinder mitnehmen will, entscheidet sich einer der Jungen, beim Vater zu bleiben. Dieter beschreibt diese Zeit als sehr hart für ihn selbst und dass er gleichzeitig keinen Zugang zu seinen Emotionen fand. Rund zwanzig Jahre später meldet sich der Sohn, der bei Dieter blieb, Ben, in unserem Beratungsinstitut. Das Gespräch mit mir begann er mit der Frage, ob ich einige Beratungseinheiten gemeinsam mit seinem Vater moderieren und begleiten könnte. Ben ist selbst im therapeutischen Kontext tätig und dabei, seine Familienbiografie aufzuarbeiten. Dazu gehört auch die Sprachlosigkeit, die zwischen Sohn und Vater entstand nach dem Weggang der Mutter mit dem Bruder. Ben beschreibt die Zeit damals als dunkel, depressiv und emotionslos. Mit seinen zwölf Jahren hatte er als Kind nichts verstanden und fand keinen Zugang zu seinem Schmerz und zu seinem von der Mutter verlassenen Vater. Hinzu kam, dass der Vater zwei Jahre später eine neue Frau heiratete, die selbst drei Kinder mit in die Partnerschaft brachte, und dass

Ben sich seit diesem Zeitpunkt sehr verloren und als fünftes Rad am Wagen vorkam.

In den gemeinsamen Settings mit Vater und Sohn, deren konkreter Inhalt hier nicht zur Sprache kommt, wird deutlich, wie sehr der Vater damals im Prozess der Trennung die ganze Palette von Emotionen in sich einschloss und bis heute vergraben hat. Mit seiner ehemaligen, von ihm geschiedenen Frau hat es nie einen Austausch über die Trennung und die Zeit davor gegeben, und auch mit seinem Sohn hat er nie wieder darüber geredet. Als Grund für Letzteres äußert Dieter, seinen Sohn damit geschützt zu haben.

Es wird deutlich, dass die gleiche Sprach- und Emotionslosigkeit, die sich innerhalb der Paarbeziehung abspielte, sich auch auf unterschiedlichen Ebenen in der Beziehung zwischen Vater und Sohn wiederfindet. In einem Einzelsetting mit dem Vater bringe ich ihm das Konzept von George R. Bach und Herb Goldberg (1981) näher, das aus meiner Sicht einen Teil von Dieters Hilflosigkeit in Bezug auf sein Nicht-in-Kontakt-Kommen mit seinen eigenen Gefühlen widerspiegelt.

Dieses Konzept nutze ich in Paarberatungsprozessen oder eben auch in Trennungsprozessen, da aus meiner Sicht im Kontakt zu den eigenen Aggressionen eine Kraftquelle wohnt, die uns dazu verhilft, uns auf eine gute Art und Weise entweder stärker zu verbinden oder eben loszulassen. Bach und Goldberg beschreiben eine Form von aggressiver Gehemmtheit, die uns aufgrund von Sozialisation und Erziehung mit auf den Weg gegeben werden kann. Sie benennen sieben Stufen aggressiver Gehemmtheit:

- Auf der siebten Stufe spürt der Mensch keine Form der Aggressivität. Es besteht eine komplette Verleugnung von Gefühlen, die mit Aggression in Verbindung stehen.

- Auf der sechsten Stufe verspürt die Person gelegentlich Aggressivität.
- Die fünfte Stufe ist davon geprägt, dass Aggressivität zwar gefühlt wird, sich aber als unangemessener Affekt auf der Innen- oder Außenseite zeigt. In der Transaktionsanalyse sprechen wir von Agitation. Es wird etwas körperlich ausagiert, zum Beispiel: Trommeln mit den Fingern auf der Tischplatte oder ein ständiges Hinein- und Herausdrücken der Mine eines Kugelschreibers.
- Auf der vierten Stufe findet die Aggressivität, eventuell eben auch in Form von Wut, ihren Ausdruck – allerdings auf dieser Stufe noch nicht hörbar oder versprachlicht.
- Aggressivität findet auf der Stufe drei einen lauten Ausdruck, doch der körperliche Ausdruck ist blockiert bzw. gehemmt.
- Auf der Stufe zwei, von der ich denke, dass sie eine sinnvolle, konstruktive und klärende Berechtigung hat, findet ein kompletter stimmlicher und körperlicher Ausdruck von Aggressivität auf eine selbst gesteuerte und kontrollierte Weise statt.
- Wogegen das Ganze auf der ersten Stufe ins Gegenteil umschlägt: Eine hemmungslose, unkontrollierte Wut steht zur Verfügung und wirkt dann zerstörerisch und destruktiv bis hin zu selbstverletzenden Angriffen oder Übergriffen auf andere.

In meinem Beratungsalltag besetze ich Aggression per se positiv. In der Übersetzung bedeutet Aggression – ad-gredi – an etwas herangehen, an etwas herantreten, auf etwas zugehen. Diese Form des Aufeinanderzugehens ist aus meiner Sicht unabdingbar für eine gelingende Paarbeziehung. In der oben beschriebenen Fallvignette von Dieter und Sabine ist dies nicht geschehen. Beide Partner hatten Angst, sie könnten die Beziehung zerstören, wenn sie von der Freiheit Gebrauch machen, direkt und offen über individuelle Bedürfnisse und Wünsche zu sprechen und eine eigene Meinung zu vertreten.

In den Paarberatungen, die ich zusammen mit meiner Partnerin durchführe, macht dieser Aspekt einen großen Teil dessen aus, was aus unserer Sicht die Paardynamik blockiert. Dahinter steckt die Angst vor Verlust der Beziehung, Nähe und Intimität. Dies zu überwinden erscheint mir nur möglich, wenn beide ihr Herantreten oder eben Nichtherantreten an den Partner reflektieren. Wenn einer der Partner oder beide aggressionsgehemmt sind, dann entwickelt sich eine gewisse Sprachlosigkeit. Sprachlosigkeit bedeutet, dass der Resonanzraum, der regelmäßig zwischen den Partnern entstehen sollte, damit die Beziehung lebendig bleibt, abgeschnitten bzw. begrenzt wird. Generationen von Erwachsenen haben nicht gelernt, sich anzunähern, zuzugreifen oder auch etwas im positiven Sinn in Besitz zu nehmen. Die Hemmung blockiert das Ad-gredi, das In-die-Welt-Hineingreifen, und zwar in friedlicher und konstruktiver, zugewandter und wertschätzender Haltung.

Im ersten Jahrzehnt meiner freiberuflichen Tätigkeit führte ich mit Kolleginnen regelmäßig Seminare mit dem Titel »Entdecke den Tiger in dir – Aggressionen als Lebensenergie« durch. Zu diesen Wochenendworkshops kamen nicht die wütenden, gewalttätigen, grenzüberschreitenden Menschen, sondern die aggressionsgehemmten, die für ihre Gefühle und Affekte wie Zorn, Ärger, Wut oder auch Hass keine angemessene Ausdrucksmöglichkeit zur Verfügung hatten. Diese Menschen hatten aufgrund ihrer Sozialisation nicht die Erlaubnis erhalten, solche Gefühle auch zu zeigen, da es sie in der Kultur der Familie oder auch in der christlichen Erziehung nicht geben durfte. Daraus resultierten Schuld und Scham, die gerade in nahen Beziehungen lähmend und blockierend wirken. Aggressive Gehemmtheit schränkt die Handlungskompetenzen und Handlungsoptionen innerhalb einer Paarbeziehung und während des Trennungsprozesses ein.

Dies hat auch Dieter so erlebt. Er kann innerhalb des Einzelsettings sehr viel mit den Stufen von Bach und Goldberg anfangen und bestätigt anhand einiger Beispiele seine eigene aggressive Gehemmtheit, die eben auch Einfluss hatte auf die Beziehungsgestaltung zu seinen Söhnen. Am Ende der letzten beiden Moderationsgespräche mit Ben und seinem Vater halten sich beide stehend und gleichzeitig weinend in den Armen und halten sich minutenlang fest. Da hat sich nach mehr als zwei Jahrzehnten einiges, was innerhalb des Trennungsprozesses eingekapselt wurde, im Dialog und in co-kreativen Prozessen gelöst, und Vater und Sohn erleben im Nachgang eine neue Beziehungsqualität.

Es ist für einen gesunden Trennungsprozess unabdingbar, an die Aggressionen in sich selbst zu gelangen und sie für den Ablösungsprozess verfügbar zu machen. In einem weiteren Einzelsetting sensibilisiere ich Dieter für solche Prozesse, indem ich ihn auf eine Forschungsreise in Form einer Imagination zu seinen Gefühlen einlade. Ich gestalte sie so, dass Dieter sie auch für sich allein zu einem späteren Zeitpunkt nutzen kann.

Aus meiner Überzeugung ist es ein Irrtum, zu glauben, dass wir allein mit unserem Willen und unserem Verstand nachhaltige Veränderung erzielen. Unsere Innenwelt ist weder eindimensional noch ausschließlich rational-analytisch. Gemäß der Transaktionsanalyse und dem damit verbundenen Konzept des unbewussten Lebensplans und Lebensskripts besteht ein Teil unserer Überlebensstrategie darin, dass wir bestimmte Gefühle und Bedürfnisse weggedrückt und schambasierte Identifikationen entwickelt haben, um die kindliche Bindungsbeziehung aufrechtzuerhalten. In der Arbeit mit Klienten und Klientinnen besteht häufig der Wunsch, sich von den Überlebensstrategien zu verabschieden, und gleichzeitig taucht in diesem Veränderungsprozess unverzüglich die Angst auf, die kindliche Bindungsbeziehung zu verlieren und damit abgelehnt, verstoßen, ignoriert, benutzt oder angegriffen zu werden und allein und verlassen zurückzubleiben.

Wenn wir etwas in unserer Beziehungsgestaltung verändern oder aktiver gestalten wollen, etwa in einer neuen Partnerschaft nach einer Trennung, um nicht Opfer unserer eigenen Affekte zu bleiben, müssen wir uns mit unserer Angst auseinandersetzen, die der Motor unserer Gedanken und Glaubenssätze ist: sie erkunden, annehmen und bereit sein, sie zu fühlen und zu spüren. Dann können Wachstum und Heilung geschehen, indem sich unsere schambasierten Glaubenssätze und Identifikationen lockern und auflösen.

Aus neurologischer Perspektive ist es nicht möglich, mit Willen oder Verstand unsere Überlebensstrategien zu verändern, da unser Verstand hierbei unserem limbischen System und dem Stammhirn immer untergeordnet ist und deshalb nicht auf sie einwirken kann. Die Überlebensstrategien lassen sich nur entflechten, indem wir uns ihnen sowie unseren Erfahrungen auf allen Ebenen, in unserem Denken, Fühlen und Handeln, offen, interessiert, bewusst und fühlend zuwenden. Wenn wir sie neugierig beobachten, wie ein kleines Kind die Welt: ein offenes, achtsames, interessiertes Erforschen; aufmerksam für das zu sein, was gerade passiert, und gleichzeitig mit den Gefühlen, Empfindungen und Bedürfnissen in Kontakt zu sein, sie zu fühlen und zu spüren. Dies benötigt Übung, und dazu laden wir in unseren Beratungsprozessen wieder und wieder ein. Wir sind als Erwachsene in der Lage, Angst, Stress, Nervosität, Gefühle der Einsamkeit, Verzweiflung oder einen Schmerz bewusst wahrzunehmen, ohne impulsiv und spontan darauf reagieren zu müssen oder uns bedroht zu fühlen. Wir können die damals unangenehmen oder bedrohlichen Gefühle, Bedürfnisse und Empfindungen spüren, sie aus der Perspektive eines Beobachters wahrnehmen und sie in uns halten. Das schafft ein Gefühl von Sicherheit und Selbststärke und führt zu einer erhöhten Selbststeuerung innerer und äußerer Prozesse. So besteht die Möglichkeit, indirekt auf den negativen Kreislauf zwischen limbischem System und Stammhirn einzuwirken.

Dieter lade ich zu einer Erforschungsreise ein und bitte ihn, sich an die Zeit vor und nach der Trennung von Sabine zu erinnern.

**Erforsche die Beziehung zu deinen Gefühlen und zu deinem Ärger während des Trennungsprozesses**

In dieser Erforschungsübung geht es darum, die Beziehung zu deinen Gefühlen zu erkunden:

- Welche innere Haltung hattest du damals in der Partnerschaft mit Sabine zu deinen Gefühlen?
- Ist deine Haltung annehmend, wertschätzend, interessiert oder neugierig in dieser Lebensphase?
- Hattest du oder hast du manchmal Schwierigkeiten, deine Gefühle zu spüren, zu erkennen, sie zu benennen?
- Wenn du etwas fühltest oder fühlst, verstehst du den Inhalt und die Botschaft dessen, was die Gefühle dir sagen wollen? Oder empfindest du sie mitunter als lästig und störend oder gar sinnlos? Sind Gefühle für dich ein Ausdruck von Schwäche und davon, dich selbst und das eigene Leben nicht unter Kontrolle zu haben? Schämst du dich für deine Gefühle und empfindest es als peinlich, sie zu zeigen? Oder sind Gefühle etwas, von dem du meinst, dass du es bereits überwunden hast, weil du schon so weit entwickelt bist?
- Versuchst du, deine Gefühle zu manipulieren, indem du sie klein- oder großredest oder indem du versuchst, unangenehme Gefühle durch positive Gedanken zu ersetzen? Spürst du Angst gegenüber deinen Gefühlen und fürchtest, von ihnen überschwemmt zu werden? Oder sind Gefühle für dich dramatisierend, hochexplosiv und dann der

Ausdruck deiner Lebendigkeit? Gibt es Gefühle, die du annimmst, und andere, die du ablehnst oder verurteilst?
- Welche Glaubenssätze und Strategien hast du in Bezug auf Gefühle »gelernt«? Wie sind deine Eltern mit Gefühlen umgegangen, was haben sie dir vorgelebt?

Und jetzt erforsche die Beziehung zu deinem Ärger, deiner Wut:
- Wie stehst du selbst zu deinen Aggressionen und zu deiner Wut? Hast du dir im Trennungsprozess erlaubt, ein Gefühl von Ärger zu fühlen oder auch auszudrücken?
- Kannst du den Inhalt und die Information hinter dem Ärger verstehen und dem Ärger folgen? Oder hast du Angst davor, dass der Ärger dich überschwemmen könnte und du die Gefühle und die Situation nicht mehr kontrollieren kannst? Oder bist du der Überzeugung: Wenn man ärgerlich oder wütend ist, muss man das sofort ausdrücken? Drückst du deine Wut gegenüber anderen aus?
- Kannst du wahrnehmen, wenn du wütend bist? Verneinst oder negierst du Wut und Ärger? Hältst du ein solches Gefühl für gefährlich? Gehst du davon aus, dass reife und weit entwickelte Menschen keinen Ärger mehr haben?
- Lenkst du dich zuweilen ab, wenn du Aggressionen spürst?
- Erlebst du Ärger in Verbindung mit Verzweiflung und Hilflosigkeit? Oder sind dir Ärger und Wut eigentlich nicht bekannt, dafür umso mehr Traurigkeit oder Resignation?
- Wendest du deinen Ärger und deine Wut zuweilen gegen dich selbst in Form von Selbstvorwürfen, Selbstkritik, Selbstbeschämung oder Selbsthass, um dich klein zu machen und dich abzuwerten, dich in ein »Nicht-Okay« zu setzen?
- Kennst du den Unterschied zwischen Ärger, Wut, Zorn und Hass? Benutzt du deinen Ärger, um Unzufriedenheit, Kritik oder dein Bedürfnis nach Grenzen ausdrücken? Nutzt du

deinen Ärger und deine Wut, um dich trennen zu können oder um Macht über andere zu haben?

- Fühlst du dich lebendig, wenn du wütend bist? Oder verabscheust und verurteilst du Ärger und Wut, weil du ihre negativen und destruktiven Auswirkungen so gut kennst? Wie fühlt es sich für dich an, wenn jemand auf dich wütend ist?

Dieter nutzt diese Übung in den kommenden Wochen regelmäßig und findet über diesen Prozess Zugang zu seinem Schmerz über seinen Verlust, den er im Trennungsprozess und während der Scheidung von Sabine nie zugelassen hat. Seine zu Anfang der Moderationsgespräche noch sehr hart wirkende Außenschale wird durch den Zugang zu seinen verkapselten Gefühlen weicher, was wiederum zu einer veränderten Beziehungsqualität zwischen Vater und Sohn führt.

Passives Verhalten in Verbindung mit aggressiver Gehemmtheit innerhalb einer Zweierbeziehung führt oft entweder zu einer Sprachlosigkeit oder zu einer latent aggressiven Stimmung. Es entzieht der Paardynamik die notwendigen Resonanzerfahrungen, die Paare benötigen, um die Lebendigkeit und Leidenschaft weiterzuentwickeln. Passivität und aggressive Gehemmtheit im Trennungsprozess hat zur Folge, dass innere Verkapselungen entstehen und ein notwendiger und gesunder Loslösungsprozess, der Ärger und Trauer gleichermaßen enthält, nicht durchlebt wird.

Oft werden in einem Trennungsprozess Gefühle verdrängt oder auch auf andere, den Partner, die Kinder, Mitarbeitende oder Führungskräfte, projiziert. Noch destruktiver ist es, Hass und Ärger in sich hineinzufressen in Form von übermäßigem Essen, Alkohol-, Zigaretten- oder Drogenkonsum. Ziel von Trennungsberatungsprozessen ist es, Klienten dazu anzuleiten, Aggressionen wahrzunehmen, zu verorten und angemessen auszudrücken, damit ein ganzheitlicher Trennungsprozess möglich wird und durchlaufen werden kann. Wer sich mit seinen Aggressionen oder auch seiner gehemmten Aggressivität konfrontiert, wird am Ende klarere Ich-Vorstellungen entwickeln – im transaktionsanalytischen Sinn: ein klareres integrierendes Erwachsenen-Ich –, eine bessere Selbsteinschätzung und bessere Selbststeuerung. Viele Klientinnen und Klienten haben vor lauter Angst, dass der Partner sie verlassen könnte, wenn sie ihrem Ärger Luft machen, sich lieber angepasst und am Ende diese Anpassung bereut. In der Angst vor Verlust zu verharren lähmt die Zweierbeziehung und lähmt potenzielle Trennungsprozesse. Meine Klienten sind häufig sichtlich irritiert, wenn sie hören, dass ihr passives Verhalten sich möglicherweise destruktiv auf die Zweierbeziehung auswirkt. Indem ich mich mit meinen unterschiedlichen emotionalen Facetten nicht zeige, werte ich die Partnerschaft, den Partner und mich selbst auf eine gewisse Art und Weise ab. In dieser Atmosphäre oder auch in dieser Pseudointimität sprießen unendlich viele Arten von psychologischen »Spielen« aus dem Boden, die wahre Intimität vermeiden oder eben verhindern.

Ein Weg, um aus der aggressiven Gehemmtheit zur konstruktiven Aggression zu gelangen, sollte folgende Aspekte beinhalten:

- mutmachende und erlaubnisgebende Interventionen, die Klientinnen und Klienten dahingehend stärken, sich und ihre Gefühle zu erkennen, zu benennen und angemessen zuzulassen. Dadurch werden Energie und Kreativität freigesetzt und der Kontakt zu ungelebten Ich-Anteilen wird ermöglicht;
- mit dem Klienten erforschen, auf welche Weise aggressive Gefühle gelebt wurden und werden;
- die Klientin ermutigen, den Mund aufzumachen und sich erforschend und übend neue Räume zu erobern und dabei aus der Opfer- oder Verfolgerhaltung herauszutreten und Unterstützung und Hilfe einzufordern;

- dem Klienten dazu verhelfen, durch Verantwortung für die eigenen Gefühle im positiven Sinn Macht und Selbstwirksamkeit zu erleben.

## 3.4 Tabea und Lars: Symbiotische Verstrickungen in Zweierbeziehungen

> Paar werden und gleichzeitig Subjekt werden, eine Option, um den gleichzeitigen Bedürfnissen nach Bindung und Autonomie in einer Zweierbeziehung Raum zu geben und symbiotische Verstrickungen aufzulösen.

Tabea lerne ich über eine Online-Anfrage kennen, in der ich nach Menschen gesucht habe, die in Zweierbeziehungen gelebt haben und sich dann trennten. Später werde ich auch ihren ehemaligen Partner kennenlernen und interviewen. Tabea erzählt, dass sie eine klassische Vorstellung von Partnerschaft hatte, als sie mit 18 Jahren von zu Hause auszog. Sie nennt es im Gespräch »verliebt - verlobt - verheiratet«. Sie beschreibt dieses Konzept als das Konzept ihrer Eltern, und damals, als sie in die Welt hinauszog, habe sie dies ganz bewusst gesucht und lange Zeit nicht gefunden. »Meine Eltern haben sich schon liebgehabt, und gleichzeitig war mein Vater schwerer Trinker und meine Mutter sicherlich co-abhängig, sie ist bis zum Schluss bei ihm geblieben«, so schildert sie die Beziehung der Eltern.

Tabea geht studieren, hat in dieser Zeit eine Reihe von kurzen Beziehungen, und hier und dort bleibt sie auch mal ein oder zwei Jahre mit einem Mann zusammen, wobei sie in der Regel nicht mit den Männern zusammenzieht, sondern in WGs lebt. Diese Phase erlebt Tabea als sehr frustrierend und kommt zu dem Schluss, dass sie für eine Partnerschaft, wie ihre Eltern sie gelebt haben und wie sie sie selbst leben wollte, offensichtlich nicht infrage kommt. Sie ist schon Mitte dreißig, als sie doch mit einem Mann zusammenkommt, zu dem sie in die Wohnung zieht. Diese Episode dauert aber noch kein halbes Jahr, da spürt sie, dass auch in dieser Beziehung vieles nichts so läuft, vor allem das Zusammenwohnen, wie sie es sich vorgestellt hat. Noch während sie mit diesem neun Jahre älteren Mann zusammen ist, verguckt sie sich in Lars, einen wesentlich jüngeren Mann in ihrem beruflichen Umfeld. Es ist Ende der 1990er Jahre, das letzte Jahrzehnt ohne Smartphone und Social Media, da organisiert sie sich von einer Kollegin seine Festnetznummer und meldet sich bei ihm, um ihn auf ein Date einzuladen. Lars ist überrascht und kann sie zunächst gar nicht seinem beruflichen Umfeld zuordnen. So verabreden sie sich, und nach wenigen Tagen sind sie über viele Monate unzertrennlich. Es gibt keinen Tag, an dem sie nicht zusammen sind und etwas Gemeinsames unternehmen. Nach einem Jahr ziehen die beiden zusammen. Ab diesem Zeitpunkt wohnen sie zusammen, arbeiten zusammen, trainieren gemeinsam in einer Boulderhalle zweimal in der Woche und haben sich auch noch für zwei Jahre zusammen für eine Fortbildung angemeldet.

In den Erzählungen hört und fühlt es sich so an, als ob sie wie siamesische Zwillinge unterwegs gewesen sind. Es gab sie nicht mehr als Einzelperson in ihrer Individualität und Autonomie, sondern Tabea und Lars traf man, egal wo, immer als Paar. Lars beschreibt seine Beziehungserfahrungen, bevor er Tabea kennengelernt hat, als ausgewogen. Er hatte seine erste Freundin mit 15 Jahren und war auch mehrere Jahre mit ihr zusammen. Mit zwanzig trennt er sich und ist direkt wieder mit einer anderen Partnerin zusammen. Knapp zwei Jahre bleibt er in dieser Beziehung und wohnt auch mit der Partnerin zusammen. Anschließend zieht er in eine WG und macht eine Zeit lang Erfahrungen mit Männern. Er selbst beschreibt es als ein Ausprobieren und Sichentdecken. Die nächsten Jahre hat Lars immer wieder kurze Beziehungen zu Frauen und genießt das Partyleben, während er eine Ausbildung macht. Als Tabea in Lars' Leben tritt, ist er 27 Jahre alt. Er hatte nie die Idee, zu heiraten, und lehnte bis dato ein klassisches Partnerschaftsmodell ab. Was beide wissen: Was sie nicht wollen, sind Kinder. Für Lars ist ein Aspekt, den er mit in die Beziehung hineinbringt, sein Wunsch, mit der Frau, die er liebt, zusammenzuwohnen, ein positives Eltern-Ich-Introjekt.

Viele Menschen haben ein großes Verlangen, Gefühle, die in der Verliebtheitsphase omnipräsent waren, regelmäßig wieder aufleben zu lassen oder sie sogar einzufrieren, im Sinne von permanent damit umgeben zu sein. Dabei spielt die Fantasie von dem oder der Einen und Einzigen, der Seelenverwandtschaft und der körperlichen Verschmelzung eine große Rolle. Ozeanische Gefühle, sich im anderen aufzulösen, erscheinen als erstrebenswertes Ziel von zwei Menschen, die einen Großteil der Zeit miteinander verbringen wollen. Bei der Entwicklung der Zweierbeziehung geht es unter anderem für beide um die Bestätigung ihres eigenen Selbstwerts und das Entwickeln ihrer Persönlichkeit. So wie Martin Buber es formuliert hat: Im Du werde ich zum Ich. Wir wollen in der Zweierbeziehung vom Partner als jemand Besonderes, Einzigartiges und vor allem Nicht-Austauschbares wertgeschätzt und geliebt werden, und das mit unseren Fehlern und Schwächen. Diese Wünsche sind auf der einen Seite berechtigt, auf der anderen Seite bilden sie die Grundlage der ersten symbiotischen Urbedürfnisse, die uns aus der Kindheit vertraut sind: bedingungslos geliebt zu werden, uneingeschränktes Zusammensein, Zusammengehören, umsorgt zu werden und den anderen umsorgen zu können.

Das Gefühl des Verschmolzenseins ist notwendig in einer Zweierbeziehung, gleichzeitig kommt eine Zeit, in der zumindest einer von beiden aufgrund der dauerhaften Verschmelzungstendenzen keine Luft mehr bekommt. Gesunde Zweierbeziehungen beschränken sich nicht auf die Befriedigung der symbiotischen Bedürfnisse, sondern geben auch Raum für die individuelle Fortentwicklung der eigenen Persönlichkeit und der des Partners. Partner in Zweierbeziehungen lassen sich die Freiheit für eigene Interessenbereiche bei gleichzeitiger gemeinsamer Weiterentwicklung als Paar. Kann dies nicht in einer Zweierbeziehung umgesetzt werden und ist kein Platz für individuelle Entwicklung und Wachstum, dann sind die Paarkonflikte, die dadurch entstehen, in der Regel auf symbiotische Verstrickungen zurückzuführen. Häufig ziehen sich Personen an, die ähnliche symbiotische Verstrickungen in der frühen Kindheit erfahren haben.

Menschen, die mit frühen Entwicklungs- und Symbiosetraumata in der Welt der Beziehungen unterwegs sind, spüren unterschiedliche Anteile mal mehr, mal weniger stark in sich und können sie nicht in Verbindung zueinander setzen. Es gibt einen Teil, der ganz schnell und sofort Nähe und Liebe sucht, und einen anderen Teil, der wegen der frühen Vorerfahrungen Angst vor zu viel Nähe hat. Durch diese Anteile ziehen sich zwei Personen magisch an – mit der Hoffnung, endlich in der richtigen und aufrichtigen Art und Weise von einem anderen gesehen zu werden. Gleichzeitig gibt es Anteile, die sich nicht anziehen, sondern abstoßen. So können verstrickte Paare häufig nicht voneinander lassen und nicht in Frieden miteinander leben. Idealisierungen, die im Kontakt mit Vater oder Mutter angelegt wurden, werden auf den Partner übertragen. Die Idealisierung eines Partners, wie zum Beispiel die Überidentifizierung mit dem Leiden des Partners, wird mit Liebe in Verbindung gebracht. Entstanden sind diese Bedürfnisse und Wahrnehmungen bzw. Trübungen aus der früheren Erfahrung heraus, der überforderten Mutter oder dem depressiven Vater zu helfen, damit man als Kind in Kontakt bleiben konnte. Die Liebesformel von symbiotisch verstrickten Paaren lässt sich so beschreiben: »Wir brauchen uns gegenseitig, um unser Leiden gemeinsam zu ertragen.« Doch will ich das wirklich? Ist es nicht viel angenehmer, gewollt zu werden um meinetwillen, als gebraucht zu werden?

Tabea und Lars ziehen zusammen und heiraten im selben Jahr. Sie bleiben 15 Jahre zusammen – die letzten beiden Jahre hätte es nicht mehr gebraucht, sagen beide unabhängig voneinander. Doch die Verstrickungen wurden in diesen letzten beiden Jahren umso deutlicher sichtbar und spürbar. Lars qualifiziert sich in dieser Zeit weiter und macht einen ordentlichen Karrieresprung. Beide beschreiben die Jahre vor der Trennung als zäh und atmosphärisch von einer großen Sprachlosigkeit geprägt. Das, was sie aneinander fasziniert hat, scheint sie jetzt eher abzustoßen, und keiner will eigentlich mit dem anderen noch etwas Lustvolles unternehmen. Die Sexualität ist schon nach wenigen Jahren, irgendwo im vierten oder fünften Jahr, eingeschlafen. Seitdem, sagt Lars im Interview, lebten wir wie Bruder und Schwester zusammen in unserer gemeinsamen Wohnung. Aus dem eng umschlungenen Liebespaar ist ein Geschwisterpaar geworden, das funktional agiert, sich die Bälle zuspielt, sich aber als Liebespaar nichts mehr zu sagen und zu geben hat.

Lars spricht im Interview davon, dass er sich der neun Jahre älteren Tabea häufig angepasst hat. Er hätte nicht heiraten müssen, sie wollte es unbedingt. Gleichzeitig suchte Lars eine Struktur, die ihm Sicherheit vermittelt, Geborgenheit, und er sagt, diese Form der Partnerschaft zu leben sei für ihn einfacher, als »in Freiheit«

zu leben. Freiheit bedeute für ihn viel mehr Stress und auch, mit dem Alleinsein klarzukommen. Nach sieben oder acht Jahren scheint das Paar einen Punkt erreicht zu haben, wo die Stimulierung verschwunden ist. Sie haben doppeltes Einkommen, keine Kinder, machen vier bis fünf Mal im Jahr Urlaub auf verschiedenen Kontinenten, und Lars formuliert: »Als Paar sind wir in ein ›Bore-out‹ geraten. Es wurde zunehmend langweilig zwischen uns. Kleinigkeiten wurden zu großen Konfliktfeldern.« Tabea sagt immer öfter zu Lars, wenn es ihm nicht passe, solle er ausziehen. Langeweile und das Gefühl von Hilflosigkeit und Ohnmacht prägen nun ihren gemeinsamen Alltag. Lars geht zunehmend allein zum Bouldertraining, Tabea möchte nicht mehr hingehen, aus Sorge, die anderen könnten die Spannungen mitbekommen, die sie zu Hause immer öfter erleben. Sie zieht sich mehr und mehr in sich zurück. Dann lernt sie auf einer beruflichen Exkursion einen spannenden Mann näher kennen und es kommt bei einem zweiten Treffen mit ihm zu ersten Annäherungen und Küssen. Doch sie lässt diesen amourösen Moment vorbeiziehen, erzählt Lars davon nichts und leidet still und leise weiter vor sich hin. Die Paarbeziehung wird für beide qualvoll. Beiden fehlt die Möglichkeit, sich in ihren depressiven Verstimmungen und ihrer endenden Liebe füreinander zu artikulieren. Es entsteht eine lange Zeit des Nebeneinanderherlebens.

Nach knapp 14 Jahren machen beide das erste Mal wieder jeder für sich getrennt Urlaub. Lars fliegt nach Japan mit einem Freund, Tabea zieht sich auf eine ostfriesische Insel zurück. Lars kommt einige Tage später als Tabea aus dem Urlaub zurück. Sie holt ihn von der Bahn ab und das Erste, was Lars zu ihr sagt, ist: »So, ich nehme jetzt dein Angebot an: Ich ziehe aus der Wohnung aus.« Die Nacht danach erinnert Tabea noch, als ob es gestern erst passiert wäre: »Ich habe kein Auge zugemacht, habe die vergangenen 14 Jahre Revue passieren lassen, schöne und schmerzvolle Momente, und bin am Morgen ebenso zu dem Entschluss gekommen, dass es gut ist, wenn wir uns loslassen und uns trennen. Der Drops war gelutscht.« Tabea fantasiert, dass sie sich beide gegenseitig »gekillt« hätten, wenn sie zusammengeblieben wären. Die größte Freiheit, die Tabea nach der Trennung beschreibt, ist ihre Erfahrung, dieses »Was kaufen wir ein, welche Einrichtung schaffen wir an, welche Urlaubsreise wollen wir machen?«, dieses »Wir« losgelassen zu haben für sie bedeutete, nach 25 Jahren mit unterschiedlichen Partnern und Paarkonstellationen endlich ihrem »Ich« Raum und Zeit zu geben. »Endlich durfte ich etwas machen, ohne einen anderen zu fragen oder Rücksicht zu nehmen.« Offensichtlich war das für eine Reihe von Ich-Anteilen bei Tabea nur möglich außerhalb einer Paarbeziehung bzw. einer symbiotisch verstrickten Paarbeziehung.

Lars beschreibt das Loslassen und Abschiednehmen von Tabea als schmerzvoll, traurig und emotional: »Oft habe ich in meiner neuen, eigenen Wohnung gestanden, aus dem Fenster geschaut, in der einen Hand eine Tasse Kaffee, in der anderen ein Tempo, weil mir auch noch Wochen nach unserer Trennung, ohne ersichtlichen Grund, die Tränen über mein Gesicht liefen und der Schmerz über den Verlust mich überwältigte.«

Häufig entstehen symbiotische Verstrickungen dadurch, dass die wichtigsten Bezugspersonen Traumatisierungen in der eigenen Lebensgeschichte erlebt haben. Kinder, die solchen Bezugspersonen ausgesetzt sind, erleben eine sehr starke, existenzielle Abhängigkeit entweder zur Mutter oder zum Vater, oft zu beiden. Sie erleben, dass der Elternteil keinen Halt geben kann, weil er sich selbst nicht halten kann. Sie fühlen sich verlassen, zunehmend einsam und abgelehnt, wenn Vater oder Mutter emotional nicht erreichbar sind. Das führt beim Kind entweder zu stark depressiven Momenten, denen eine unbewusste große Traurigkeit zugrunde liegt, oder in einer intensiven Wut auf einen oder beide Elternteile. Da diese Gefühle dem Kind in der Regel im symbiotisch verstrickten Familiensystem nicht erlaubt sind bzw. es seine eigenen Gefühle nicht zeigen darf, bleibt dem Kind oft nichts anderes übrig, als seinen Schmerz, seine Traurigkeit oder Wut zu unterdrücken. Das Kind entwickelt ein starkes Rückzugsverhalten, und in der Regel beginnt eine sehr früh angelegte Selbstaufgabe. Heute würden wir davon sprechen, dass das Kind auf eine gewisse Weise diese Anteile dissoziiert, um sich nicht zu fühlen und damit die Gesamtsituation innerhalb der Familie irgendwie aushalten zu können.

Während der Pandemiejahre 2020 bis 2022 habe ich für unterschiedliche Jugendhilfeträger Einzelfallarbeit in Form von Erziehungsbeistandschaften durchgeführt. Die hier beschriebenen Symptome sind in einer Reihe von Fällen so oder ähnlich aufgetreten. Das Beschriebene führt dazu, dass das heranwachsende Kind zu einem sehr frühen Zeitpunkt in seinem Leben das Vertrauen in sich selbst verliert oder erst gar nicht gewinnt. Der Teil, der nicht dissoziiert wird, derjenige, der Überlebensstrategien entwickelt, dieser Teil ringt verzweifelt um den Kontakt mit den Elternteilen und klammert sich an jeden Strohhalm, den er zu greifen bekommt. Zur Überlebensstrategie gehört es auch, beide Elternteile zu idealisieren. Die Betroffenen nehmen nur die positiven Aspekte wahr und es findet in der Regel eine Überidentifizierung mit den Bezugspersonen statt. Kinder, die in einer solchen Atmosphäre aufwachsen, entwickeln feine Antennen in Form von Seismografen, um selbst die innersten Bedürfnisse der Bezugspersonen zu erahnen und ihnen wohlgefällig zu entsprechen. Sollte das schiefgehen, geben die Kinder in solchen Situationen des Scheiterns sich selbst die Schuld und verzweifeln daran, die Eltern trotz ihrer Hingabe und teilweise Selbstaufgabe nicht zufriedengestellt oder gar glücklich gemacht zu haben. So beginnt sehr früh ein innerer Abwertungsprozess und ein Bestätigen der eigenen Grundposition mit einer Haltung dem Leben gegenüber: »Ich bin nicht okay – die anderen sind okay.« Es entstehen Verstrickungen mit den verstrickten Elternanteilen, gleichzeitig beginnt das Kind, am Modell zu lernen, indem es sich die Verhaltensweisen der Eltern abschaut. So werden oftmals Traumata unbewusst von Generation zu Generation weitergegeben.

Das Kind wächst mit der Fantasie oder der Glaubensüberzeugung auf: »Wenn ich meine Mutter oder meinen Vater nur fest genug liebe und ich liebenswert bleibe, indem ich meine eigenen Gefühle verleugne, damit mehr Platz ist für die Emotionen meiner Eltern, wird das dazu führen, dass sie mich am Ende doch liebhaben.« Durch die unbewusst selbst entwickelten Überlebensstrategien wird die Abhängigkeit bis zur Selbstverleugnung und Selbstaufgabe idealisiert, eben auch in späteren Jahren, lange nachdem die Betroffenen volljährig geworden sind. Nun überträgt sich diese Überlebensstrategie auf die eigenen Partnerschaften und führt wiederum dort zu symbiotischen Verstrickungen. Die Mechanismen fühlen sich ähnlich an und es entsteht in diesen Partnerschaften ein Ringen und Kämpfen umeinander. Die Konfliktfrequenz wird oftmals höher und höher, bei gleichzeitiger Unfähigkeit, sich voneinander zu lösen. In unseren Workshops mit Paaren spüren die Partner dann oft, dass sich das, was sie miteinander inszenieren, im Hier und Jetzt sehr unreif und kindlich anfühlt und völlig unangemessen ist für eine erwachsene Partnerschaft.

Konkretionen symbiotischer Verstrickungen:

- der Beziehung überdrüssig sein, gleichzeitig kein Ende finden und bis zum Schluss zusammenbleiben;
- den Partner verfolgen, beschimpfen, anklagen, abwerten, vernichten und im gleichen Atemzug um Verzeihung und Entschuldigung flehen;
- nach heftigen und verletzenden Auseinandersetzungen sich wieder annähern, nur weil Einsamkeit, Verzweiflung und Isolation nicht mehr aushaltbar sind;

- sich unterordnen, sich selbst aufgeben und dadurch klammern, nur damit der andere bei einem bleibt;
- den anderen vehement vor den Kopf stoßen, zurückweisen und meiden, wenn es zu nah wird und der andere angemessene Erwartungen formuliert.

## 3.5 Sandra und Sven: Eine Affäre, geprägt von Distanz und Unverbindlichkeit

Flüchtige Nähe verhindert Intimität und ein Bei-mir-und-dir-Ankommen.

Sandra ist Ende vierzig, aufgewachsen in einem kleinen Dorf in Hessen. Mit zwölf, sagt sie, wusste sie, dass sie keine Kinder will und auf keinen Fall heiraten möchte. Den Ort, in dem sie ihre ersten 16 Jahre verbracht hat, beschreibt sie als spießig, und sie wollte etwas von der Welt sehen. Ihre Eltern waren für sie kein Modell als Paar. Sandra hat eine etwas ältere Schwester, ihre Eltern heirateten, als die Schwester unterwegs war. Liebe hat sie zwischen den Eltern nicht wahrgenommen – keine Berührung, keine Liebkosung, kein Händchenhalten. Mittlerweile haben sie die goldene Hochzeit gefeiert, eine Trennung in dem Dorf wäre für die Eltern nie infrage gekommen. Sandra verlässt das Dorf, beginnt eine kaufmännische Ausbildung und reist anschließend viel. Sie hat eine längere Beziehung, anschließend eine Phase, in der sie viele Männer kurz hintereinander hat. In all diesen Beziehungen ist es für sie wichtig, ihre Freiheit zu behalten. Bis heute hat sie nie mit einem Partner zusammengelebt.

Mit Mitte dreißig beginnt sie einen neuen Job im künstlerischen Umfeld und übernimmt den kaufmännischen und strategischen Teil des kleinen Unternehmens. Sie wird die rechte Hand des Geschäftsführers, und der Job beinhaltet auch die Chance, immer wieder mal beruflich im Ausland unterwegs zu sein. In dieser Zeit ist sie ohne Partner. Der Geschäftsführer ist verheiratet und hat zwei kleine Kinder. Eine große persönliche Herausforderung für Sandra ist es, bloß keine Fehler zu machen. Diese Angst treibt sie ständig um. Eigentlich muss alles perfekt sein in Sandras Augen, privat und beruflich und gleichzeitig in den Beziehungen nicht zu nah. Die Zusammenarbeit mit dem Chef gestaltet sich, trotz mancher Fehler, als harmonisch. Der Chef ist mit ihr sehr zufrieden. Irgendwann realisiert Sandra, dass sie mehr für ihn empfindet. Sie vertraut sich einer Freundin an und erzählt ihr, dass sie sich in ihren Chef verliebt hat. Diese Entwicklung verwirrt sie, gleichzeitig kommt es zwischen ihr und ihrem Chef immer öfter zu gemeinsamen Abendessen nach der Arbeit. Sandra entscheidet sich, ihrem Chef an einem dieser Abende ihre Liebe zu gestehen. Beide gehen erst mal auf Abstand, doch ein zartes Band entwickelt sich zwischen Sandra und Sven. Beide wollen die gemeinsamen Stunden nach der Arbeit nicht missen. Noch ist es nicht zu mehr gekommen, da sagt sie Sven, dass er seiner Frau sagen müsse, dass sie sich in ihn verliebt hat. Sven entscheidet sich dagegen. So sind sie sechs Jahre ein heimliches Paar.

Seine Frau spürt intuitiv diese Situation und erwartet, dass er Sandra entlässt; er entscheidet sich dagegen. Sie halten in dieser Zeit ihre Zweierbeziehung geheim. Keiner erzählt irgendwo davon. Treffen finden in der Regel heimlich statt, es gibt keine offizielle Paarbeziehung. In der Reflexion ist das mit ein Grund, warum Sandra diese Art der Beziehungsform entgegenkommt und letztlich gefällt. Gleichzeitig gibt es in ihr einen Teil, der sich so sehr wünscht, mit Sven offiziell zusammenzuleben, mit ihm zu wohnen, offen in ihrem Freundeskreis von ihrem Glück mit diesem Mann zu erzählen, zu schwärmen und sich eben auch mit ihm in der Öffentlichkeit als Partnerin zu zeigen. In einer Affäre bleibt man auf eine gewisse Weise auf Abstand, hält Distanz und wohnt auch nicht zusammen.

Svens Frau trennt sich nach sechs Jahren von ihm. Sandra beschreibt es als eine bizarre Situation. Sie reden oft über ihr schlechtes Gewissen. Sven erzählt, dass seine Frau keine Lust mehr auf Sex habe und sie ihm gesagt hat, er solle sich für den Sex eine andere suchen. Zwischendurch trennt sich Sandra immer mal wieder von Sven, gleichzeitig kommt sie jeden Tag wieder ins Geschäft und sie finden sich wieder. Sven sagt ihr wie selbstverständlich fast jeden Tag, dass er sie liebt. Sandra selbst bringt diesen Satz in dieser Partnerschaft nie über die Lippen. Als Sven und seine Frau sich trennen, hat Sandra ganz viele Schuldgefühle und gleichzeitig übermannt sie eine große Angst, wie die Beziehung weitergeht. Svens Ehefrau zieht mit den Kindern aus dem gemeinsamen Haus aus, und als Eltern entscheiden sie sich für ein Wechselmodell: Eine Woche sind die Kinder bei ihr, eine Woche sind sie bei ihm. Man sollte meinen, dass Sandra und Sven jetzt frei seien und ihre Partnerschaft in vollen Zügen genießen könnten. Das Gegenteil ist der Fall. Weiterhin verstecken sie ihre Liebe zueinander vor den Menschen in ihrem Umfeld, bis Sven Sandra nach zwei Jahren fragt, ob sie bei ihm einziehen will.

Sven ist ein Beziehungsmensch, liebt die Gesellschaft. Sandra benötigt Distanz und hat Angst vor Verbindlichkeit. In all den Jahren fährt sie nie mit ihm oder gemeinsam mit Svens Kindern in den Urlaub. Sandra ist eifersüchtig auf die Zeit, die Sven mit seinen Kindern verbringt, und sie wird regelmäßig wütend, wenn sie sieht, was Sven für eine wundervolle Beziehung zu seinen Kindern lebt. Sie spürt angesichts der Interaktion zwischen Sven und seinen Kindern und auch zwischen Sven und seinen Eltern, dass sie eine solche Nähe und einen solchen liebevollen Umgang nie in ihrer Familie erlebt hat. Ihr Vater war nicht für sie da, und Gespräche haben ihre Eltern so nie mit ihr geführt. Die Eifersucht ist in der nun offen gelebten Beziehung ein ständiger Begleiter. Sie fühlt sich zurückgesetzt. Wenn die Kinder über das Wochenende bei Sven sind, dann verabredet sich Sandra mit einer Freundin oder verbringt das Wochenende allein. Sven signalisiert immer wieder, dass er mit Sandra alt werden will. Auf die Frage, ob sie ihn geheiratet hätte, wenn er sie gefragt hätte, antwortete sie ganz klar mit Nein. Sie hat in all den Jahren nie gemeinsam mit Sven gewohnt, und das ist auch ein Grund, warum sich diese Partnerschaft irgendwann verliert und im wahrsten Sinne des Wortes auseinanderfällt. So unterschiedlich sind die Lebensentwürfe der beiden, dass sich nicht ausreichend Gründe bzw. gemeinsame Werte finden lassen als gemeinsamen kleinsten Nenner – der offensichtlich für beide am Ende faule Kompromisse bedeutet hätte.

Es gibt eine Verbindung zwischen meinem Bindungsstil, also der Art, wie ich mich in einer Beziehung verbinde und trenne/getrennt werde und wie ich in der Folge der Trennung mit dem Verlust und Schmerz in Resonanz gehe.

Das Konzept der Bindungsstile wurde von den Psychologen John Bowlby und Mary Ainsworth entwickelt. Sie unterscheiden vier Bindungsformen: sicher gebunden, unsicher-ambivalent, unsicher-vermeidend und desorganisiert. Der sichere Bindungsstil ist gekennzeichnet durch ein Gefühl von Vertrauen und Sicherheit in Beziehungen, während unsicher-ambivalente Personen oft Angst vor Ablehnung haben und unsicher-vermeidende Menschen dazu neigen, Nähe zu vermeiden. Die Art und Weise, wie wir uns in Beziehungen verbinden, spiegelt unseren individuellen Bindungsstil wider. Ein sicher gebundener Mensch zeigt in der Regel eine gesunde Balance zwischen Nähe und Unabhängigkeit. Bei unsicher-ambivalenten Personen können intensive Emotionen und Ängste vor Verlassenwerden auftreten, während unsicher-vermeidende Menschen Schwierigkeiten haben, sich auf emotionale Nähe einzulassen.

Im Kontext von Trennungen und dem damit verbundenen Verlust und Schmerz reagieren Menschen unterschiedlich, abhängig von ihrem Bindungsstil. Sicher gebundene Personen können besser mit Trennungen umgehen und haben oft unterstützende soziale Netzwerke, während unsicher-ambivalente Personen möglicherweise mit intensiven Emotionen kämpfen. Unbehandelte Schmerzen und der Verlust einer Beziehung können bei unsicher-vermeidenden Personen zu emotionaler Distanzierung führen.

In den verborgenen Ecken unserer frühkindlichen Erfahrungen gibt es oft unsichtbare Fäden, die unser emotionales Gefüge im Erwachsenenalter maßgeblich beeinflussen können. Diese unsichtbaren Gummibänder, die in Zweierbeziehungen zu Konfusion und emotionalem Chaos führen können, sind die Überreste frühkindlicher Beziehungs- und Bindungsstörungen. Diese subtilen Fäden sind beharrlich und manchmal unüberwindbar, können sich wie unsichtbare Barrieren zwischen den Partnern manifestieren. Sie wirken lust- sowie beziehungstötend.

# 4 Ausblick

In einer Zweierbeziehung
ist Trennung
das verdichtete Ergebnis
des Handelns
beider Partner.

Von der Idee bis zur Fertigstellung dieses Buches sind mehrere Jahre vergangen. Einiges an Material habe ich aus meiner eigenen inneren Auseinandersetzung gesammelt: Tagebucheinträge, die ich liegen und ruhen ließ, die ich hervorgeholt und wieder zur Seite gelegt habe. An manchen Tagen schien es zu früh, sich einem solchen Buchprojekt zuzuwenden. Eventuell war auch noch nicht alles verheilt, und meine Seele hat mir leise zugeflüstert: »Lass dir Zeit, damit die Narben verheilen.« Jeder hat wohl da sein eigenes und ganz individuelles Tempo.

Wenn ich in Hamburg mit der S-Bahn zu unseren Institutsräumen am Fischmarkt fahre, steige ich in der Regel an der Westseite der Reeperbahn-Station aus. Unterwegs auf der Straße Pepermölenbek, komme ich oft an einem Obdachlosen vorbei. José ist sein Name. Er kommt aus Kuba und wenn er lächelt, dann zeigt er sein zahnloses Gebiss. Er sitzt vor einer schon seit Jahren leerstehenden Schlecker-Filiale. Wenn einzelne Menschen an ihm vorbeilaufen, dann bittet er freundlich und lächelnd um etwas Kleingeld. Häufig landen ein paar Cent in seinem Pappbecher. Wenn allerdings Pärchen an ihm vorüberziehen, verzichtet er darauf und ruft ihnen stattdessen zu: »Immer zusammenbleiben, immer zusammenbleiben!« Die meisten Paare haben mit etwas anderem gerechnet und sind im ersten Moment irritiert, doch im selben Augenblick fangen sie in der Regel an zu lachen, um sich dann einen Kuss zu geben. Manchmal bleibe ich einige Meter von José entfernt stehen, gehe in die Knie und schaue ihm in solchen Augenblicken zu. Er freut sich, wenn die Paare den Impuls aufnehmen und sich küssen.

Es gibt aber auch die Momente, wo Paare dies nicht tun und man den Eindruck hat, dass sie sich schon lange keinen Kuss mehr zugeworfen haben, dass sie sich schon lange nicht mehr einander liebevoll zugewandt haben. José ist dann enttäuscht, zuckt mit den Schultern und statt zu lächeln wird er traurig.

Als ich Mitte zwanzig war, hätte ich José uneingeschränkt zugestimmt und mit ihm gerufen: »Immer zusammenbleiben!« Meine Beratungsarbeit war in meinen ersten Jahren meistens davon geprägt, Paare um jeden Preis wieder auf die »Spur« zu bringen. Erfolg bedeutete für mich, dass Paare nach einem Beratungsprozess zusammenblieben. Trennung kam für mich persönlich und auch in der Arbeit mit den Paaren nicht infrage, sie war keine Option. Trennung war für mich mit Scheitern verbunden. Heute, 25 Jahre später, glaube ich immer noch an die Liebe und an Möglichkeiten, miteinander als Paar Wege zu finden, gleichzeitig muss eine Zweierbeziehung kein »Bis dass der Tod euch scheidet« beinhalten.

Ich habe nur selten Partner in Zweierbeziehungen kennengelernt, die sich leichtfertig und mit einem großen Freudensprung trennen wollten. In aller Regel lag eine lange Auseinandersetzung mit sich und dem Partner hinter ihnen. Schmerzhafte und leidvolle Konflikte waren die Tagesordnung und kaum einer der Trennungswilligen hat es sich leicht gemacht mit seiner Entscheidung, zu gehen und den anderen zu verlassen. In dieser Haltung, dass etwas möglich ist, aber eben auch die Option der Trennung besteht, bewege ich mich mit den Betroffenen durch das Wirrwarr der Gefühle und Gedanken. Es ist eine Haltung, die von einem »Ich bin okay – du bist okay« geprägt ist und die um Discounts und Abwertungsprozesse in Richtung des eigenen Selbst und des Partners bzw. der Situation weiß und bereit ist, diese empathisch, wertschätzend zu halten und zu konfrontieren.

## 4.1 Was Trennung so schmerzvoll und herausfordernd macht

Mich mir und damit
Wesentlichem
zu stellen
bedeutet eben mitunter auch
ein persönliches
(Sich-)Infragestellen.
Manchen fehlt
dazu der
Mut.

Im Kapitel 2.3 zur Trennungsforschung habe ich beschrieben, dass Trennungen von Zweierbeziehungen als persönliches Scheitern und Identitätsbedrohung empfunden werden. Im Trennungsprozess entwickeln sich in der Regel Schuld- und Schamgefühle. Diese gilt es im Rahmen der Beratung und Begleitung gemeinsam zu reflektieren und in einen Wachstumsprozess zu verwandeln. Hierzu gehört auch, das Geschehene zu ordnen, die Trennung zu integrieren und die eigene Verantwortung für das Scheitern zu akzeptieren. Nur so gelingt es vermutlich, mit dem Betroffenen eine positiv geprägte Identität zu entwickeln. Das bedeutet, zwischen der erzählten und der erlebten Beziehungsgeschichte zu unterscheiden. Das schreibt sich so leicht und doch erlebe ich genau diesen Prozess als höchst herausfordernd im gesamten Trennungs- und Abschiedsprozess. Ein Narrativ zu fördern, das ausgewogen bleibt und gleichzeitig Lern- und Wachstumserfahrungen beinhaltet.

Die Trennung hat das individuelle Lebens- und Weltverständnis auf den Prüfstand gestellt und beeinflusst nachhaltig das Selbstbild. Soziale Positionen im persönlichen Umfeld mussten aufgegeben werden, wobei bedeutende Bezugspersonen verloren gingen – Menschen, die auch zur Selbstbestätigung beitrugen. Der einst gemeinsame Lebensraum erfordert nun neue Perspektiven und Alltagsroutinen.

Für viele, die eine Trennung durchleben oder verlassen wurden, kann dies zu einer existenziellen und sinnstiftenden Krise führen. Der Verlauf hängt stark davon ab, wie das Scheitern interpretiert wird und welches Narrativ über die Monate hinweg entwickelt wird, um gestärkt aus dem Trennungsprozess hervorzugehen.

Zweierbeziehungen bilden über die Zeit auf beiden Seiten Identitäten aus und stabilisieren sich dadurch gegenseitig. Eine Zweierbeziehung einzugehen und sich zu verbinden bedeutet unbewusst auch, einen co-kreativen Prozess in Gang zu setzen. Durch das Du bildet sich mein Ich und gemeinsam kreieren wir neue und hoffentlich inspirierende Erfahrungsräume. Mein Bezugsrahmen wird durch deinen Bezugsrahmen erweitert, vergrößert, und umgekehrt eben auch. Neue Begegnungsräume stimulieren die eigene Identität und die meines Gegenübers.

Kommt es zu einer Trennung, erlebt man dies möglicherweise wie einen Rückbau, nicht nur räumlich, sondern eben gerade auch innerlich. Mir wird etwas genommen, was mir lange Zeit sehr wertvoll gewesen ist. Was mich unterstützt und getragen hat. Was mich in meiner Entwicklung gefördert und in meiner Identität gestärkt hat. Das alles bricht weg. Vaughan (1988) schreibt dazu: »Um auseinandergehen zu können, müssen die beiden Partner nicht nur ihren materiellen Besitz, sondern auch ihre Identität entflechten.«

Mich nach einer Trennung neu zu definieren wird mir umso schwerer fallen, je kraftvoller die paarbezogenen Anteile mit der Identität verflochten waren. Gab es stattdessen während der Zweierbeziehung große Anteile, die von Autonomie auf beiden Seiten bestimmt waren, gelingt eine Trennung und der damit verbundene Trennungsprozess möglicherweise etwas leichter.

Die größte Herausforderung im Trennungsprozess scheint es zu sein, die Ich-Fragmente, die durch die Trennung entstanden sind, wieder zusammenzusetzen.

Dies scheint mir in Beratungsprozessen einer der Hauptanteile der eigentlichen Beratungs- und Coachingarbeit zu sein. Dabei zu unterstützen und zu begleiten, damit sich das verletzte Ego (nun ohne den Partner) stabilisieren und neu definieren kann.

Neben der Identitätskrise wird das Beziehungsende oft auch als Beziehungsscheitern verstanden. Den Erwartungen nicht gerecht geworden zu sein, die man an sich und der andere an mich hatte. Auch wenn in unserer Gesellschaft eine Normalisierung, Entproblematisierung und Entstigmatisierung von Trennung und Scheidung stattgefunden haben, sind der persönliche Aspekt und meine eigenen Erwartungen an mich selbst beachtenswert. Trennung muss bis heute begründet werden und der, der sich trennt, hat auf jeden Fall auch einen Makel und in der Regel mit starken Schuldgefühlen zu kämpfen.

## 4.2 Verlust von Identität und Selbstwert und die Wiederherstellung

Neu anfangen
kostet mehr
Mut,
als dort zu bleiben,
wo man vermeintlich
hingehört.

Zu Beginn des Buches habe ich Sie aufgefordert, einmal nach der eigenen Trennungsbiografie zu schauen. Einen Teil meiner Geschichte habe ich angedeutet und beschrieben. Zweimal bin ich aus langjährigen Partnerschaften gegangen. Als ich mich endgültig von der Mutter meiner Kinder trennte, brach meine Innenwelt teilweise zusammen. Schon vorher hatte ich mit massiven Schuldgefühlen zu kämpfen:

*Schuldgefühle mir selbst gegenüber:* Ich hatte Schuldgefühle mir selbst gegenüber. Ich hatte Werte und Normen, an die ich geglaubt hatte und von denen ich zutiefst überzeugt war, gebrochen. Ich hatte lange nicht zu meinen Gefühlen und Bedürfnissen gestanden. Ich machte mir Vorwürfe, dass ich einfach viel früher hätte reagieren müssen, erzählen, wie es mir wirklich geht mit unserer Partnerschaft. Ich hätte viel mehr von meinen Verletzungen sprechen müssen, Verletzungen, die wir uns in den Jahren sicherlich auch gegenseitig zugefügt haben. Es blieb lange ein Gemisch aus Ärger, Enttäuschung und dem Gefühl, versagt zu haben.

*Schuldgefühle meiner Partnerin gegenüber:* Ich hatte Schuldgefühle gegenüber meiner Partnerin, der ich anderes vor dem Traualtar versprochen und dies nicht gehalten hatte. Ich war frustriert darüber, dass ich den Ansprüchen nicht gerecht geworden war. Ich war erschüttert, dass mein Versprechen »Liebe bis zum Tod« nicht von mir gehalten worden war. Dass Liebe endlich sein kann und ich aufgehört hatte, sie zu lieben. Ich hatte es einfach für uns nicht gut gemacht – und ich wurde gerade in dieser Phase mit vielen inneren Antreibern konfrontiert. Ich hatte es nicht perfekt hinbekommen und konnte es aus meiner Wahrnehmung bis zum Schluss nicht recht machen.

*Schuldgefühle den Kindern gegenüber:* Am meisten hatte ich Schuldgefühle gegenüber meinen drei Kindern. Kognitiv war mir klar, dass ich sie nicht verlasse und dass meine ehemalige Partnerin und ich Eltern bleiben würden, aber auf der emotionalen Ebene fühlte es sich so an, dass ich sie verlasse, sie im Stich lasse. Die Stunden vor und vor allem der Augenblick, als ich ihnen meine Entscheidung mitteilte, werde ich mein restliches Leben lang nicht vergessen. Es war, nach dem Tod meiner Mutter, einer der schmerzvollsten Momente in meinem Leben. Bis heute, mehr als zwölf Jahre nachdem ich gegangen bin, fühle ich mich an manchen Tagen und Stunden meinen Kindern gegenüber schuldig. Ich habe ihnen mit meiner Entscheidung die Möglichkeit genommen, mit Vater und Mutter zusammen als Familie aufzuwachsen. Ja, ich weiß, in unserer modernen Gesellschaft sollte das eventuell nicht mehr eine solche Rolle spielen. Wir haben Residenz-, Wechsel- und Nestmodelle entwickelt, um es vor allem den Kindern an nichts fehlen zu lassen. Trotz dieser fortschrittlichen Konzepte bleiben ein Schmerz und eine Trauer über das, was nicht möglich war.

Sich in diesen unterschiedlichen Schuldspiralen zu verstricken bedeutet für beide, dass sie vermutlich Skriptanteile aktivieren und darin verhaftet bleiben. Diese Skriptanteile können sich zeigen in Form von Lieblingsrollen, die wir in Extremsituationen nur zu gern einnehmen. Um zu verstehen, was in der inneren Dynamik mit uns in solchen Situationen passiert, bietet die Transaktionsanalyse ein Konzept an, das wir mit dem Begriff der psychologischen Spiele beschreiben. In diesen meist unbewussten Spielen fallen wir in mehr oder weniger angestammte Rollen innerhalb eines sogenannten Dramadreiecks.

Häufig verfallen Partner in Zweierbeziehungen, die sich in einem Trennungsprozess befinden, in ein Opfer-Verfolger/Ankläger-Spiel. Derjenige, der verlassen wurde, stilisiert sich in der Rolle des hilflosen Opfers und derjenige, der ihn verlässt, ist für ihn der böse, aktive und dominante Täter. Derjenige, der sich trennt, tut dies, weil er für den Moment keine Alternative sieht, da der andere ja nicht bereit ist, sich zu ändern und seinen Anteil an den Schwierigkeiten in der Beziehung zu sehen. Durch diese Haltung macht sich der Trennungsinitiator ebenfalls zum Opfer. Er sieht den anderen als Verfolger und Täter an. Aus diesem Sich-gegenseitig-Rollen-Zuschieben und Rollen-

Annehmen können sich Paare meist nicht ohne Hilfe befreien. Sie entwickeln ein Ankläger-Verhältnis. Das klingt dann so: »Du bist schuld!« »Nein, du bist schuld!« »Nein, du!« »Nein ...«, und die nächste Runde wird eingeläutet.

Hans Jellouschek (2017) gebraucht hierfür den Begriff »symmetrische Eskalation«. Auch wenn das getrennte Paar die verbalen Attacken irgendwann einstellt, läuft diese innere Haltung noch Monate und Jahre weiter in vielen Momenten, in denen sie sich zum Beispiel um der Kinder willen begegnen müssen.

Ich habe aufgehört zu zählen, wie viele solcher inneren Dialoge ich in den ersten Monaten in dieser Form geführt habe. Selbstgespräche und intrapsychische Prozesse zu jeder Tages- und Nachtzeit. Günstiger wäre es, durch eine unterstützende Trennungsmoderation die Dynamik des Dramadreiecks zu verlassen, um so schnell wie möglich bei sich und seinen Themen anzukommen.

Es gibt keine
Entscheidung
ohne Verlust.

Eine Beziehung zu verlieren oder eine Beziehung zu verlassen kann ein guter Moment für ein Innehalten sein. Denn dieser meist langatmige Trennungsprozess erzählt mir auch eine Geschichte über mich, mein Leben und meine Skriptanteile. Trennungsprozesse zu durchlaufen, durchzustehen und zu überstehen bieten mir ein reichhaltiges Material, welches ich nutzbar machen kann für mein zukünftiges Leben und die hoffentlich noch folgenden Beziehungen. Mein eigener Selbstwert wird durch einen Trennungsprozess, egal welche von beiden Rollen ich eingenommen habe, ordentlich durchgeschüttelt. Ziele, die nicht erreicht wurden, Beziehungen, die einen Abbruch oder Zusammenbruch erlitten haben, der Verlust eines geliebten Menschen, all diese Ereignisse rütteln an mir und meinem Wert. All diese Ereignisse lassen mich existenzielle Augenblicke und Jahre durchlaufen.

## 4.3 Aussöhnung mit der Vergangenheit als Voraussetzung für einen gesunden Neuanfang

Sich auszusöhnen vor allem mit sich selbst ist aus meiner Erfahrung der Weg zu einem wieder erstarkenden und ausgeglichenen Selbstwertgefühl. Ein Entdecken und Erarbeiten der eigenen Anteile am Trennungsprozess. Neugierig und mutig, mich mir selbst zu stellen. Dabei mich stetig zu lösen, weg vom ehemaligen Partner und geradeaus auf mich zuzubewegen. Mich mir zumuten und zuwenden, mit allen Unwägbarkeiten, Unsicherheiten und meiner gesamten Verzweiflung. Meinen Trennungsanteil zu erkennen ist meine Aufgabe und ein notwendiger Prozess für eine zukünftige Zweierbeziehung.

Alle die vielen Polarisierungen, die mit dazu geführt haben, dass sich die Partnerschaft auseinanderentwickelt hat, ziehen lassen. Und für die ganz Mutigen unter uns: lernen und begreifen, was die eigenen Bindungsmuster und Reinszenierungen nicht nur an Dysfunktionalem enthalten, sondern welche Ressourcen und Kompetenzen meine Bindungsmuster und meine Trennungsbiografie beinhalten. Gerade auch im Hinblick auf das, was ich zukünftig anders, aktiver und bewusster gestalten will. Die Trennung ermöglicht so neu gewonnene Beziehungskompetenzen, die aus einem Abbruch einen Aufbruch und Neuanfang schaffen können.

Manchmal
benötigt man
einen großen
Abstand,
damit man
sich selbst
wieder
nah sein
kann.

# 5 Fazit und Nachwort

> Ich möchte nicht
> gebraucht werden,
> ich will gewollt
> werden.
> Gewollt werden.
> Nichts
> berührt mehr.

Sie haben mit diesem Buch einen Einblick in die Kunst des Sichtrennens und die damit verbundenen identitätsstärkenden Prozesse erhalten. Ich hoffe, dass diese Reise durch die verschiedenen Aspekte von Trennung und Loslassen Ihre Perspektive erweitert und Sie mit neuen Einsichten sowie praktischen Werkzeugen ausgestattet hat.

Trennungen sind unvermeidlicher Bestandteil des Lebens und sie können uns vor vielfältige Herausforderungen stellen. Doch wie wir mit ihnen umgehen, kann einen entscheidenden Unterschied in unserem Leben und dem der Menschen, die wir begleiten, ausmachen. In diesem Buch wollte ich zeigen, dass Trennungen nicht nur Verluste sind, sondern auch Chancen bieten zur persönlichen Entwicklung, zur Neuorientierung und zur Stärkung der eigenen Identität. Sie haben psychologische Aspekte von Trennungen kennengelernt und wie Emotionen, Selbstreflexion und Selbstfürsorge in diesen Prozessen eine bedeutende Rolle spielen. Ich habe bewährte Techniken vorgestellt, um Menschen in Trennungssituationen einfühlsam zu unterstützen und ihnen zu helfen, ihre Identität zu festigen.

Das Fazit dieses Buches lautet: Trennungen können transformative Erfahrungen sein, die uns erlauben, uns selbst besser zu verstehen, alte Muster loszulassen und neue Wege einzuschlagen. Als professionelle Fachkräfte oder Ehrenamtliche haben

Sie die Möglichkeit, Menschen in solchen Übergangsphasen zu begleiten und ihnen dabei zu helfen, gestärkt und selbstbewusst daraus hervorzugehen.

Ich ermutige Sie, die vorgestellten Konzepte und Werkzeuge in Ihrer Arbeit und Ihrem eigenen Leben anzuwenden. Nutzen Sie die Kunst des Trennens, um Identität zu stärken und Veränderung als Chance zu begreifen. Ich bin zuversichtlich, dass Sie damit nicht nur Ihre professionelle Rolle bereichern, sondern auch persönlich wachsen können.

Ein letztes Wort und Dank gilt den Menschen, die mich in den vergangenen Jahren auf die eine oder andere Art und Weise begleitet haben. Ravi Welch, der mich durch meine zweite schmerzvolle Trennung begleitet und aufgerichtet hat. Katharina Kautzsch, eine der Herausgeberinnen der *Edition Leidfaden,* die mich vor zwei Jahren angesprochen hat, ob ich mir vorstellen könnte, etwas zu schreiben. Danken will ich auch Kathrin Jörns, die sehr viel Engagement und Liebe in die Entwicklung von HISTAP (Hamburger Institut für Systemische Transaktionsanalyse und Psychotraumatologie) steckt und die das Material, das ich in chaotischen Häppchen immer wieder in ihre Richtung geschickt habe, strukturiert und mich gleichzeitig ermutigt hat, das Buch fertigzustellen. Danken will ich auch meinen drei Kindern, die über die Jahre ganz unterschiedliche Facetten ihres Vaters kennengelernt haben, mich ausgehalten und nie aufgehört haben zu lieben. Ich werde euch für immer lieben – und wünsche euch, dass ihr ganz viel liebt und lebt, auf eure individuelle Art und Weise.

Danke auch dir, meiner Weggefährtin und Komplizin, die du mir in den vergangenen fünf Jahren in Sachen Liebe und Partnerschaft auf vielfältige Weise Lieben und Leben, Nähe und Distanz, Autonomie und Verschmelzung auf deine ganz eigene Art gelehrt hast. Dir widme ich dieses Buch.

Gelungen ist eine Beziehung
dann, wenn beide Partner sich
annähern und distanzieren
können, ohne dass das zu
Beziehungsabbruch oder
Selbstverlust
führt.

# Literatur


Bach, G., Goldberg, H. (1981). Keine Angst vor Aggression. Die Kunst der Selbstbehauptung. Frankfurt a. M.: Fischer-Taschenbuch-Verl.

Baxter, L. A. (1984). Trajectories of relationship disengagement. Journal of Social and Personal Relationships, 1, 29–48.

Beelmann, W. (1994). Stressbelastung und Bewältigungsreaktionen bei der Auseinandersetzung mit einer Trennung vom Ehepartner. Eine empirische Langzeitstudie. Regensburg: S. Roderer.

Berne, E. (2002). Spiele der Erwachsenen. Psychologie der menschlichen Beziehungen (Neuausgabe). Reinbek: Rowohlt.

Biondi, F. (2021). Symbiotische Strickmuster zwischen inniger Liebe und Entwicklungstrauma. Psychodynamik und Behandlung. Göttingen: Vandenhoeck & Ruprecht.

Bodemann, G., Cina, A. (2000). Stress und Coping als Prädiktoren für Scheidung: Eine prospektive Fünf-Jahres-Längsschnittstudie. Zeitschrift für Familienforschung, 12, 5–20.

Bucay, J. (2013). Drei Fragen: Wer bin ich? Wohin gehe ich? Und mit wem? Frankfurt a. M.: Fischer-Taschenbuch-Verl.

Clement, U. (2005). Erotik – eine Frage der Entscheidung. Psychologie heute, 6, 26–29.

Duck, S. W. (1982). A topography of relationship disengagement and dissolution. In S. W. Duck (Ed.), Personal relationships, IV (pp. 1–30). London: Academic Press.

Eckert, J. (2021). Cooling out after breaking up. Milieuunterschiede im Umgang mit dem Beziehungsscheitern. Berliner Journal für Soziologie, 31, 385–414.

Feldman, D. (2016). Unorthodox. Zürich: Secession Verlag.

Filipp, S.-H., Aymanns, P. (2018). Kritische Lebensereignisse und Lebenskrise n. Vom Umgang mit den Schattenseiten des Lebens (2. Aufl.). Stuttgart: Kohlhammer.

Goethe, J. W. (1833/2013). Maximen und Reflexion. Berlin: Edition Holzinger.

Goffman, E. (1967). Stigma. Über Techniken der Bewältigung beschädigter Identität. Frankfurt a. M.: Suhrkamp.